Der Führerschein-Sehtest

Das Praxishandbuch für Sehtester und Sehteststellen

Jan Christof Lehr

Der Führerschein Sehtest

Endlich Durchblick für Sehtester

Sollten Sie Fragen, Anmerkungen oder Ideen zu diesem Buch haben, können Sie mich gerne über die Internetseite www.sehtesterschulung.de kontaktieren.

Kostenfreie Updates zum Thema Führerschein-Sehtest erhalten Sie hier ebenfalls – tragen Sie sich einfach in den Newsletter ein, und Sie bleiben up to date.

Ausgabe 1
Stand: August 2015

Das Fahrerlaubnisrecht wird, auch durch die Bestrebung europaweiter Vereinheitlichung, regelmäßig überarbeitet und geändert. Vergewissern Sie sich, dass Sie eine aktuelle Auflage dieses Handbuches verwenden (siehe www.sehtesterbuch.de).

Autor/Herausgeber: Jan Christof Lehr
Geschäftsadresse: Am Wollhaus 2, 74072 Heilbronn
Revision: Christian Meier, Dr. Eckart Voepel
Satz & Layout: Jaqueline Zanger (www.medjaz.de)
Druck: CreateSpace, 4900 LaCross Road, North Charleston, SC 29406, USA

ISBN 978-3-00-**049857-2**

Der Führerschein-Sehtest ist eine der Voraussetzungen auf dem Weg zum Führerschein. Durchgeführt werden darf der Sehtest von Ärzten mit entsprechender Gebietsbezeichnung, Optikern, und nach § 67 FeV anerkannten Sehteststellen.

Sie möchten Sehtester werden? Herzlichen Glückwunsch! Worin besteht Ihre neue Tätigkeit? Ihre Aufgabe als Sehtester ist neben einigen fachlichen Kenntnissen vor allem: eine verantwortungsvolle Aufgabe. Wenn man sie richtig macht. Sehtester sorgen für den reibungslosen Ablauf von Führerschein-Sehtestungen und tragen damit zur Verbesserung der Verkehrssicherheit bei.

Dieses Buch ist der ideale Ausbildungs-Begleiter hin zum Sehtester, und ein Nachschlagewerk für die Zeit danach. Und obwohl der Führerschein-Sehtest fest im Gesetz verankert ist, und bundesweit flächendeckend durchgeführt wird, gab es bislang keine vernünftige Literatur zu diesem Thema.

Dieses Buch soll diese Lücke schließen. In Ihrem Sinne habe ich mir Mühe gegeben, kein 300-Seiten Werk zu veröffentlichen, sondern möglichst auf den Punkt zu kommen.

Ich wünsche Ihnen viel Freude mit diesem Buch!

Ihr

Jan Christof Lehr

Inhaltsverzeichnis

Ich bin seit dem Jahr 2003 Sehtester und bilde fast ebenso lange Sehtester zur Vorbereitung auf die ärztliche Prüfung aus.

Wenn Sie in der Vergangenheit selbst einen Sehtest machen mussten, zum Beispiel für Ihren Führerschein, dachten Sie wahrscheinlich, auch der Sehtester hätte eine entsprechende Ausbildung, die bestenfalls genormt ist. Tja, leider falsch gedacht.

Ich selbst bin Gründer von PRIMEROS (www.primeros.de), einer Erste-Hilfe-Schule. Wir führen nahezu bundesweit Sehtests im Rahmen unserer Erste Hilfe Kurse durch. Unsere Sehtester durchlaufen eine aufwändige theoretische und praktische Ausbildung, inklusive theoretischer und praktischer Prüfung, die wir über Jahre entwickelt haben. Wir haben Augenärzte im Team, die für die medizinisch-fachliche Anbindung sorgen.

Natürlich habe ich mir immer wieder angeschaut, wie Sehtests bei anderen Unternehmen durchgeführt werden, und ich bin immer wieder aufs Neue erstaunt, dass bei den meisten Sehtestungen die vorgeschriebenen Richtlinien nicht einmal ansatzweise eingehalten werden. Meistens bestehen Mängel an den räumlichen Voraussetzungen, ebenso häufig aber auch an der Auswertung der Sehtestergebnisse.

Kann man es den Sehtestern übel nehmen? Nein! Es gab bislang keine vernünftige Sehtester-Schulung für den freien Markt. Wir haben dies mit dem Portal www.sehtesterschulung.de[4] geändert.

Dieses Buch richtet sich an alle, die entweder bereits Sehtester sind, und ihr Wissen auf den aktuellen Stand bringen möchten, oder an alle, die zukünftig Sehtester werden möchten. Und keine Angst: der Führerschein-Sehtest klingt zunächst wie eine hochmedizinische Tätigkeit, ist aber, aus der Ferne betrachtet, eine relativ simple Angelegenheit: Ein Proband liest einige Sehzeichen vor, und Sie überprüfen, ob das Ergebnis korrekt ist.

Dieses Buch ist Ausbildungs-Begleiter für die Ausbildung zum Sehtester, und ich hole sie genau dort ab, wo Sie im Moment stehen, nämlich bei „null".

Auf „Fachchinesisch" und Fremdworte habe ich deshalb in diesem Handbuch, soweit es mir möglich war, verzichtet. Absichtlich. Das Buch richtet sich also nicht an Ärzte mit der Fachrichtung Augenheilkunde, sondern an Sie, die Leute an der Front, die tatsächlich Sehtests durchführen.

Mir war es wichtig, dass Sie – ohne ständig Fachbegriffe nachzuschlagen – das Fachwissen für die Durchführung von Führerschein-Sehtests erlangen können, um anschließend effektiv, korrekt und zuverlässig Sehtests durchzuführen.

Aktualität – bleibt der Führerschein-Sehtest für alle Zeiten?

Die aktuellen Richtlinien für die Durchführung und Auswertung des Führerschein-Sehtests stammen aus dem Jahr 2013. Im Rahmen der europäischen Normungsarbeit warf die Einführung einer europäischen Führerschein Richtlinie im Jahr 2009 die Frage auf, inwiefern bei den Vorgaben an das Sehvermögen von Kraftfahrern eine europaweite Vereinheitlichung anzustreben wäre. Bisher variieren die Anforderungen in den europäischen Ländern erheblich. Europäisch einheitliche Verfahren und Vorgehensweisen für die Sehschärfebestimmung gibt es noch nicht.

Vor diesem Hintergrund hat sich das für die Normenreihe DIN 58220 zuständige nationale Gremium (NA 027-01-08 AA „Augenoptik", Arbeitskreis „Ophthalmische Instrumente") im Normenausschuss Feinmechanik und Optik (NAFuO) zur Aufgabe gemacht, die DIN-Normen zur Sehschärfebestimmung in die europäische Normungsarbeit einzubringen. Zwischenzeitlich wurde eine europäische Arbeitsgruppe (CEN/TC 170/WG 9 „Sehtestung für Kraftfahrzeugführer") eingerichtet, die das Thema bearbeiten wird.[31] Beginn dieses Projekts war der 13.07.2014.[32]

Die zur Vorbereitung dieser Arbeiten angefertigten englischen Übersetzungen der DIN 58220 wurden der Fachöffentlichkeit verfügbar gemacht: Die Normen DIN 58220 Teile 3, 5, 6 und 7 wurden im Kurzverfahren, in nunmehr zweisprachiger Fassung (deutsch und englisch), neu herausgegeben. Bezogen werden können die jeweils aktuellen Fassungen der DIN-Normen ausschließlich beim Beuth Verlag, Berlin.

Es ist gut möglich, dass sich im Rahmen der europäischen Normungsarbeit Änderungen am Führerschein-Sehtest ergeben, die dann in eine neue Auflage dieses Buches einfließen.

Einschlägige Rechtsgrundlagen

Zu den entsprechenden Rechtsgrundlagen zählen beim Führerschein-Sehtest insbesondere

- der § 12 (Voraussetzungen für die Erteilung einer Fahrerlaubnis) in der Fahrerlaubnisverordnung (FeV)[1], sowie
- der Anhang 6 (Anforderungen an das Sehvermögen)[2] derselben.

Diese beschreiben die vom Gesetzgeber festgelegten Mindestanforderungen an das Sehvermögen eines Führerscheinbewerbers oder -inhabers.

Der § 67 (Anerkennung von Sehteststellen) in der FeV, sowie ggf. vorhandene Verwaltungsvorschriften der Länder regeln die Anerkennung von Sehteststellen. Auf

- § 6 (Einteilung der Fahrerlaubnisklassen)
- § 10 (Mindestalter)
- § 24 (Verlängerung der Fahrerlaubnissen)
- § 48 (Fahrerlaubnis zur Fahrgastbeförderung)

der FeV wird ebenfalls im Text Bezug genommen.

Vollständige Texte können im Internet unter www.gesetze-im-internet.de eingesehen werden.

Der Führerschein-Sehtest ist definiert in der DIN 58220-6 (früher auch DIN 58220 Teil 6 genannt, aktuelle Fassung: Sept. 2013), die wiederum auf die internationale Norm DIN EN ISO 8596 (aktuelle Fassung: Okt. 2009) Bezug nimmt.

In diesen Normen sind die physikalischen Parameter der Sehzeichen und die vorgeschriebene Methodik der Messung festgelegt. Die Inhalte der beiden Normen sind teilweise redundant. Die Prüfung der

Sehschärfe hat nach diesen Normen zu erfolgen; die verwendeten Sehtestgeräte müssen den dort definierten Kriterien entsprechen.

Die DIN EN ISO 8596 definiert das Normsehzeichen – den Landoltring – und seine Darbietung.[11] Geregelt sind insbesondere die Beschaffenheit der zu erkennenden Objekte (Sehzeichen), die Prüfungsbedingungen und die Bewertungsmaßstäbe (die für das Erreichen einer Visusstufe erforderlichen Erkennungsraten).[20]

Die DIN 58220-6 definiert die Sehschärfebestimmung beim straßenverkehrsbezogenen Sehtest, insbesondere das zu verwendete Sehzeichen, die Beschaffenheit des Sehtestraumes, Ablauf und Durchführung des Sehtests, Handlungsstrategien und die Pflichtangaben für die Erstellung des Prüfberichts.

Die „Arbeitsanweisung für Sehtester" (ein Beispiel: siehe Anhang 2 - Arbeitsanweisung für Sehtester): ist eine von Behörden und den Landesoptikerinnungen herausgegebene Zusammenfassung der wichtigsten Handlungsanweisungen für Sehtester. Es ist Bestandteil der Anerkennung als Sehteststelle und ist damit für Sehtester bindend.

Weitere in diesem Handbuch verwendete Quellen finden Sie im Quellenverzeichnis im Anhang.

Wenn Sie ihre Tätigkeit als Sehtester beginnen, werden Sie von Ihrer Sehteststelle (bzw. Ihrem Arbeitgeber) eine entsprechende Arbeitsanweisung erhalten. Diese kann von einer Augenoptikerinnung, Ihrem Arbeitgeber selbst oder einer Behörde stammen.

Ich werde mit Ihnen im Folgenden die wichtigsten Anforderungen und Grundlagen beim Führerschein-Sehtest durchgehen, und entsprechend verschnörkelte Paragrafen und Passagen „auf Deutsch" übersetzen. In diesem Kapitel erfahren Sie:

- Wer benötigt einen Führerschein-Sehtest (und wer nicht)?
- Was soll mit dem Führerschein-Sehtest erreicht werden?
- Wer darf überhaupt Sehtests durchführen, und wie sind die Voraussetzungen an Sie als Sehtester?
- Die Aufsicht über die Sehtester und Sehteststelle,
- Identitätsprüfung der Probanden,
- Geheimhaltung und Datenschutz.
- Welche Anforderungen gelten für den Sehtestraum?
- Was genau wird beim Sehtest geprüft?
- Das verwendete Norm-Sehzeichen, und:
- Wie lange ist der Sehtest gültig?

1.01   Wer benötigt eigentlich einen Führerschein-Sehtest?

Für den Erwerb einer Fahrerlaubnis und für die Ausübung mancher Berufe dürfen laut Gesetz bestimmte Sehschärfenwerte nicht unterschritten werden. Eine gute Sehschärfe ist Voraussetzung für den Zugang zu manchen Berufsfeldern, zum Flug- oder Führerschein.[20] Für diese Personen ist daher ein Sehtest vorgeschrieben.

Der Führerschein-Sehtest richtet sich an Führerscheinbewerber und Führerscheininhaber. Ein gutes Sehvermögen ist eine unabdingbare Voraussetzung, um sicher am Straßenverkehr teilzunehmen. Über 90

Prozent aller Informationen für den Fahrzeuglenker gehen über das visuelle System.[12]

Die Durchführung des Sehtests erfolgt aufgrund des § 12 FeV. Dessen Abs. 2 beginnt:

„Bewerber um eine Fahrerlaubnis der Klassen AM, A1, A2, A, B, BE, L oder T haben sich einem Sehtest zu unterziehen."
Die Fahrerlaubnis wird dann unbefristet erteilt (§ 23 Abs. 1 FeV).

Jeder Verkehrsteilnehmer benötigt einen Führerschein-Sehtest, ausgenommen sind jedoch u.a. Radfahrer, motorisierte Rollstühle und insbesondere Mofafahrer, die gemäß § 4 FeV ja auch nicht führerscheinpflichtig sind.[22]

Eine weitere Ausnahme, die Sie in der Praxis zwar selten betrifft, die ich hier aber der Vollständigkeit halber nicht ungenannt lassen möchte, lautet: Hat der Prüfling eine höherwertigere Bestätigung über sein Sehvermögen, so benötigt er keinen Sehtest. Dies sind z.B. (augen-) ärztliche Gutachten. Nach § 12 FeV ist ein Sehtest „nicht erforderlich, wenn ein Zeugnis oder ein Gutachten eines Augenarztes vorgelegt wird und sich daraus ergibt, dass der Antragsteller die Anforderungen des Sehtestes erfüllt hat."

Das heißt: Wenn Sie einen Führerschein der Klassen AM, A1, A2, A, B, BE, L oder T machen möchten, benötigen Sie für die Antragstellung der Fahrerlaubnis (mindestens) einen bestandenen Führerschein-Sehtest.

1.02   Was ist mit Lkw- oder Busfahrern?

Für die Lkw- und Busklassen (Klassen C und D mit Untergruppen) und den Führerschein zur Fahrgastbeförderung (gewerbliche Personenbeförderung, z.B. Taxi), gibt es keinen Sehtest mehr, da hier erweiterte Anforderungen an das Sehvermögen geprüft werden.

Bei Lkw- oder Busfahrern ist festgelegt: „Bewerber um die Erteilung oder Verlängerung einer Fahrerlaubnis der Klassen C, C1, CE, C1E, D,

D1, DE oder D1E haben sich einer Untersuchung des Sehvermögens (…) zu unterziehen" (§ 12 Abs. 6 FeV), dies gilt bereits seit dem 01.01.1999.

Auch bei gewerblicher Personenbeförderung heißt es: Der Bewerber muss nachweisen, „dass er die Anforderungen an das Sehvermögen gemäß § 12 Abs. 6 in Verbindung mit Anlage 6 Nr. 2 erfüllt" (§ 48 Abs. 4, 4 FeV).

Bewerber bzw. Inhaber einer Fahrerlaubnisklasse mit höherer Anforderung benötigen also einen Nachweis über die (deutlich aufwendigere) Untersuchung des Sehvermögens nach Anlage 6 Nr. 2 (des § 12 FeV). Ein einfacher Sehtest, nur mit Prüfung der Tagessehschärfe, genügt für diese Fahrerlaubnisklassen nicht. Inhaber der Klassen C1 und C1E werden dann sogar ab dem 50. Lebensjahr in fünfjährigen Abständen untersucht (§ 23 FeV).[19]

Wenn wir also in diesem Buch von „Sehtest" sprechen, dann ist immer der Führerschein-Sehtest für die Klassen AM, A1, A2, A, B, BE, L oder T gemeint.

Das bedeutet auch: Angehende Lkw- oder Busfahrer können mit ihrem Sehtest nichts anfangen! Warten Sie's ab: Früher oder später wird jemand, der einen Lkw Führerschein anstrebt, bei Ihnen einen Sehtest machen wollen, und sich dabei über den geringen Preis freuen. Ein augenärztliches Gutachten, das Lkw-Fahrer benötigen, kostet – je nach Bundesland und Arzt – in etwa 100,00 €.

Spätestens am nächsten Tag erhalten Sie den Beschwerdeanruf des Probanden, der festgestellt hat, dass er mit Ihrem Führerschein-Sehtest ja überhaupt nichts anfangen könne.

Wichtig deshalb: Lkw und Busfahrer müssen ein „ärztliches Zeugnis oder Gutachten" vorlegen. Diese Untersuchung darf, wie der Name schon sagt, durchgeführt werden durch einen Augenarzt, einen Arzt mit der Gebietsbezeichnung „Arbeitsmedizin", einen Arzt mit der Zusatzbezeichnung „Betriebsmedizin", einen Arzt bei einer Begutachtungsstelle für Fahreignung, einen Arzt des Gesundheitsamtes oder einen anderen Arzt der öffentlichen Verwaltung (Anlage 6, 2.1 der FeV). Genau wie die Sehtestbescheinigung darf das ärztliche Zeugnis oder Gutachten bei der Antragstellung der Fahrerlaubnis nicht älter als zwei Jahre sein.

Eine derartige Untersuchung geht weit über den Führerschein-Sehtest hinaus und umfasst neben dem ausführlicheren Sehtest (Bewerber müssen die Visusstufe 1,0 erkennen) eine Prüfung des Gesichtsfeldes, der Augenbeweglichkeit und des Farbensehens, und ist, wie schon erwähnt, erheblich teurer als der Führerschein-Sehtest.

1.03 Ziel des Führerschein-Sehtests

Mit dem Führerschein-Sehtest soll erreicht werden, dass Personen mit unzureichender Sehleistung einer augenfachärztlichen Untersuchung zugeführt werden, bevor sie eine Fahrerlaubnis erhalten.

Jeder Kraftfahrer benötigt eine gute Tagessehschärfe. Insbesondere im Überlandverkehr und bei Überholvorgängen, wenn er beurteilen muss, ob und mit welcher Geschwindigkeit andere Verkehrsteilnehmer sich auf ihn zu bewegen, ist eine hervorragende Sehschärfe unerlässlich.

Aber auch im Stadtverkehr ist ein gutes Sehvermögen unbedingt notwendig, da nur dann gewährleistet ist, dass der Fahrer Hinweisschilder, Signale und andere Verkehrsteilnehmer rechtzeitig erkennt.[19]

Wir sehen bereits jetzt: die gesetzliche Vorgabe an Führerschein-Sehtests und deren Durchführung ist keine Spielerei, sondern erwartet vom Sehtester ein hohes Verantwortungsbewusstsein. Das Sehvermögen von Kraftfahrern ist ein wichtiges Kriterium für die Verkehrssicherheit, und mit nicht sachgemäß durchgeführten Sehtests tun Sehtester niemandem einen Gefallen.

1.04 Wer darf Führerschein-Sehtests durchführen?

Als amtlich anerkannte Sehteststellen gelten (§ 67 Abs. 4 und 5 FeV):
• Augenoptikerbetriebe
• Begutachtungsstellen für Fahreignung (nach § 66 FeV)
• Ärzte des Gesundheitsamtes oder der öffentlichen Verwaltung
• Ärzte mit der Gebietsbezeichnung „Arbeitsmedizin" und Ärzte mit der Zusatzbezeichnung „Betriebsmedizin"
• Fachfremde Unternehmen, denen eine Anerkennung durch die zuständige Verwaltungsbehörde zugesprochen wurde

1.05   Voraussetzungen an Sie als Sehtester

Grundsätzlich gilt: Der Sehtest darf nur von Mitarbeitern der nach § 67 FeV amtlich anerkannten Sehteststelle durchgeführt werden. Die Mitarbeiter müssen eingehend mit dieser Tätigkeit vertraut gemacht worden sein. Die Einweisung muss dokumentiert werden.

Der Führerschein-Sehtest soll kompetent und verantwortungsbewusst durchgeführt werden. Der Sehtester muss sich seiner Verantwortung,

- der Identifizierung einer nicht ausreichenden Sehstärke und
- der Aufdeckung von Hinweisen für Fehlsichtigkeit oder sonstigen Störungen des Sehvermögens bei den Probanden bewusst sein.[12]

Mindestalter: Es gibt kein gesetzlich vorgeschriebenes Mindestalter für Sehtester. Wenn Sie in einem Angestelltenverhältnis sind, greift hier ggf. das Jugendarbeitsschutzgesetz (JArbSchG). Weitere Regeln bezüglich eines Mindestalters gibt es keine.

Zuverlässigkeit: in der „Arbeitsanweisung für Sehtester"[5] heißt es: „Sehtester haben ihre Aufgaben objektiv, neutral und unbestechlich durchzuführen." Der Inhaber der Sehteststelle, und bei juristischen Personen, die nach Gesetz oder Satzung zur Vertretung berufenen Personen, haben bei Antragstellung als Sehteststelle ein Führungszeugnis beizubringen. Von den Sehtestern selbst wird kein Führungszeugnis verlangt.

Wenn Sie neu in diesem „Business" sind, werden Sie es jetzt vielleicht noch nicht glauben, aber: Sie können sich nicht vorstellen, wie oft Ihnen jemand Geld für eine Sehtestbescheinigung anbietet. Vor allem Prüflinge aus Ländern, in denen Korruption weit verbreitet ist sehen es oftmals als normal an, Ihnen bei einem durchgefallenen Sehtest Geld anzubieten, und werden teilweise pampig, wenn Sie das Geld nicht annehmen. Weisen Sie in so einem Fall auf die rechtlichen Konsequenzen hin. Eine Gefälligkeitsbescheinigung kann strafrechtliche Konsequenzen nach sich ziehen (Urkundenfälschung, § 267 StGB).

Fachliche Eignung: ihre Sehtester-Schulung. Sie benötigen eine Schulung zum Sehtester durch einen Sachverständigen und eine Einweisung in das bei Ihrer Sehteststelle verwendete Sehtestgerät. Der Gesetzgeber erwartet, dass Sie als Sehtester in der Lage sind, den Sehtest ordnungsgemäß durchzuführen. Dazu gehört, dass Sie mit den entsprechenden Bestimmungen und Regelungen vertraut sind (diese sind alle in diesem Buch enthalten), und die Sehtestbescheinigungen vorschriftsmäßig ausfüllen können.

1.06   Aufsicht über Ihre Tätigkeit

Sie als Sehtester unterstehen einer fachlichen Aufsicht. Dies kann (bei freien, anerkannten Sehteststellen) ein aufsichtsführender Arzt sein, bei Augenoptiker-Betrieben auch Ihre zuständige Landesinnung, durchgeführt von einem Vertreter der Innung. Die Aufsichtsführenden prüfen die Sehteststelle in unregelmäßigen Abständen; die Arbeitsanweisung für Sehtester[5] schreibt hierzu: „Der Sehtester hat dem Aufsichtsführenden die Aufsicht jederzeit auf dessen Verlangen zu ermöglichen."

Merke also: Sollte bei Ihnen jemand vorbeischauen, der sich ausweisen kann und der sehen will, ob Sie ihren Job vernünftig machen, können Sie ihn nicht einfach wegschicken. Es mag sein, dass Sie die Aufsichtsführenden nicht persönlich kennen. Halten Sie ggf. kurz Rücksprache mit Ihrem Vorgesetzten!

1.07   Leiter der Sehteststelle

In manchen Anerkennungsverfahren als Sehteststelle wird teilweise nach dem „Leiter der Sehteststelle" gefragt, ich habe dies bislang jedoch nur in den neuen Bundesländern erlebt. Definiert ist dieser „Leiter" allerdings nirgendwo. Mich hatten diesbezüglich Kompetenzen und Pflichten des „Leiters" interessiert. Selbst auf Rückfrage habe ich bis heute keine qualifizierte Antwort erhalten.

Vermutlich handelt es sich hierbei um ein Relikt aus alten Zeiten, das noch in einigen Landesverwaltungsvorschriften herumgeistert. Da keinerlei Kompetenzen definiert sind, kann hierbei auch eine völlig fachfremde Person angegeben werden.

Sinnvoll ist jedoch: Sie bestimmen intern einen Ansprechpartner, der für die Sehteststelle verantwortlich ist: für das Sehtestgerät, die ordentliche Führung der Papiere und Bescheinigungen.

Für Sie als Sehtester ist wichtig: Melden Sie ggf. auftretende Probleme oder Mängel zeitnah bei Ihrem Ansprechpartner, ggf. Ihrem Vorgesetzten!

1.08 Identitätsprüfung des Probanden

Prüfen Sie zunächst bei jedem Prüfling sorgfältig die Identität anhand eines Lichtbildausweises:

„Die Sehteststelle hat sich vor der Durchführung des Sehtests von der Identität des Antragstellers, durch Einsicht in den Personalausweis oder Reisepass, zu überzeugen. (§ 12 Abs. 3 FeV).

Dies hat der Sehtester durch Eintragen der Ausweisnummer in das entsprechende Feld der Sehtestbescheinigung zu bestätigen. Als Lichtbildausweis gelten: der Personalausweis, Reisepass, der Kinderausweis und die Pässe anderer Länder. Bei Jugendlichen unter 16 Jahren genügt die Geburtsurkunde oder das Familienstammbuch (siehe „Arbeitsanweisung für Sehtester"[5]).

Sonderfall Geburtsurkunde / Familienstammbuch: Mir ist es seit 2003 genau einmal passiert, dass ein Prüfling anstatt Personalausweis / Reisepass sein Familienstammbuch zum Kurs mitgebracht hat. Laut „Anweisung für Sehtester" eine legitime Art und Weise, die Identität nachzuweisen. Allerdings: Im Familienstammbuch ist weder ein Bild des Prüflings, noch irgendeine Nummer, die auf der Sehtestbescheinigung eingetragen werden kann. Ich habe mir damit beholfen anstatt einer Ausweis-Nummer den Hinweis „ausgewiesen mit Familienstammbuch" auf der Bescheinigung zu vermerken.

1.09 Geheimhaltung und Datenschutz

In der Arbeitsanweisung für Sehtester[5] steht: „Der Sehtest soll nicht in Anwesenheit dritter Personen vorgenommen werden, um jede Beeinflussung, Befangenheit oder Störung des Probanden zu vermeiden, das Ergebnis nicht zu verfälschen und die Geheimhaltung der Testergebnisse zu gewährleisten."

Achten Sie also darauf, dass sich außer Ihnen und dem Prüfling niemand bei der Durchführung von Sehtests im Sehtest Raum aufhält. Ausnahmen sind:

- falls erforderlich: ein Dolmetscher
- der Leiter der Sehteststelle
- der Aufsichtsführende Arzt
- bei Minderjährigen: die Erziehungsberechtigten
- jemand, der gerade zum Sehtester ausgebildet wird (Praxisphase)
- weitere berechtigte Aufsichtspersonen.

Das Gleiche gilt für die Ergebnisse der Sehtestungen, also, ob jemand bestanden oder nicht bestanden hat. Über die Ergebnisse der Sehtests haben die Sehtester absolutes Stillschweigen zu wahren. Ausnahmen sind wieder: der Verantwortliche (Leiter der Sehteststelle) und weitere berechtigte Aufsichtspersonen.

Die Ergebnisse der Sehtestungen, dokumentiert auf den Prüfberichten, sind anhand der einschlägigen Datenschutzbestimmungen bei der Sehteststelle sicher aufzubewahren, und mindestens 5 Jahre vorzuhalten. Danach können Sie die Ergebnisse vernichten.

Die Prüfberichte können z.B. von einer Fahrerlaubnisbehörde angefragt werden, um dem Verdacht auf eine Fälschung nachzugehen.

1.10   Der optimale Sehtestraum

Anerkannte Sehteststellen haben zu gewährleisten, dass die räumliche und sachliche Ausstattung eine ordnungsgemäße Durchführung der Sehtests zulassen und somit den gesetzlichen Vorschriften entsprechen. Meine Erfahrung: Dies ist fast nirgendwo der Fall. Machen Sie es in Ihrem Betrieb besser.

Unter „Geheimhaltung" haben wir gelernt, dass der Sehtest nicht in Anwesenheit dritter Personen vorgenommen werden soll. Also, ein wichtiger Punkt: Um Sehtests vernünftig durchzuführen, brauchen Sie für die Sehtestungen einem separaten Raum. Das heißt vor allem für Fahrschulen und Augenoptikerbetriebe, dass das Sehtestgerät nicht im Laden bzw. Verkaufsraum stehen darf![6]

Weiterhin müssen Sie bei Ihrem Sehtestraum beachten:

Das Sehtestgerät muss sich in einem nur mäßig beleuchteten Raum befinden. Eine Blendung des Prüflings durch Tageslicht, direkte Sonneneinstrahlung und künstliche Lichtquellen muss ausgeschlossen sein.[5]

Wählen Sie für das Sehtestgerät einen geeigneten Platz, der sich nicht zu nah an einem Fenster befindet, sodass das Instrument keiner direkten Sonneneinstrahlung ausgesetzt ist. Positionieren Sie das Instrument so vor dem Prüfling, dass er nicht direkt in helles Licht schaut.[25]

Platzieren sie das Gerät auf einem stabilen Tisch. Bei Geräten, die keine Anpassung an die Körpergröße des Prüflings ermöglichen (siehe Teil 4 – Gerätekunde und aktuelle Sehtestgeräte) benötigen Sie entweder einen Tisch oder einen Stuhl, dessen Höhe sich verstellen lässt.

Insgesamt brauchen Sie zwei Stühle: einen für den Prüfling, einen für den Prüfer.

In Richtung des Geräteeinblicks dürfen sich keine hellen Flächen befinden (z.B. Fenster), damit Reflexionen am Geräteeinblick und auf den Brillengläsern des Prüflings vermieden werden. (DIN 58220-6, 10.1). Sollte Ihr Sehtestraum ein Fenster haben: Verdunkeln Sie dieses (Rollo, Jalousie), und stellen Sie das Sehtestgerät immer entgegengesetzt der natürlichen Lichtquelle auf. Störende, blendende Decken-lampen schalten Sie ggf. aus.

Die Prüfumgebung im Allgemeinen (u.a. Licht, Lärm, andere Personen), darf den Prüfling nicht in seiner Konzentration beeinflussen.[12]

Die korrekte Aufstellung und Benutzung des Sehtestgerätes ist in die Verantwortung des Sehtesters gestellt. Bei den speziellen Führer-schein-Sehtestgeräten können Sie praktisch nichts falsch machen (siehe Teil 4 – Gerätekunde und aktuelle Sehtestgeräte), bei den aufwendigeren Geräten beachten Sie bitte genau die Bedienungs-anleitung. Nur durch die genaue Einhaltung der Vorschriften und Empfehlungen kann die Untersuchung der Sehschärfe gerecht und vergleichbar durchgeführt werden.[19]

1.11   Was wird beim Führerschein-Sehtest geprüft?

Der Führerschein-Sehtest ist eine einfache Prüfung zur Feststellung der Sehleistung für das Sehen in der Ferne unter Tageslichtbedingungen: die sogenannte Prüfung der Tagessehschärfe.

Die Leistung des Auges wird unter anderem daran gemessen, wie deutlich Objekte im Blickfeld erkannt und von der Umgebung abge-grenzt werden können. Diese Fähigkeit wird als Sehschärfe bezeichnet. Im medizinischen Sprachgebrauch wird die Sehschärfe des Menschen als „Visus" bezeichnet.[21]

Beim Führerschein-Sehtest wird mit den Worten „Sehschärfe" oder „Visus" (auch als zentrale Tagessehschärfe bezeichnet) die Fähigkeit des Menschen zur Wahrnehmung kleiner Sehzeichen (auch Optotypen genannt) bei Tageslicht bezeichnet.[10]

Führerschein-Sehteste sind keine Augenglasbestimmung. Sie haben keinen Untersuchungscharakter. Es handelt sich lediglich um eine Bestandsaufnahme – es wird geprüft, ob der (zukünftige) Verkehrs-teilnehmer auf beiden Augen einen Visuswert von mindestens 0,7 erreicht – oder nicht.

1.12   Das verwendete Sehzeichen: der Landoltring

Das Prüfzeichen beim Führerschein-Sehtests ist der Landoltring, benannt nach seinem Erfinder, dem Schweizer Augenarzt Edmund Landolt (1846 – 1926). Er erkannte 1888, dass ein Standardsehzeichen geschaffen werden sollte, das bei seiner Darbietung geringere Unterschiede aufweist als dies bei Buchstaben der Fall ist. 1909 wurde der Landoltring beim internationalen Ophthalmologenkongress in Neapel als Normsehzeichen festgelegt.[10]

Der Landoltring hat die Form des Buchstaben C, es handelt sich um einen Kreis mit definierter Öffnung.

Der Landoltring ist ein Normsehzeichen für Sehtests, das in der Norm DIN EN ISO 8596 (wie auch in der DIN 58220-6) für die Messung der Sehschärfe vorgeschrieben ist.

Der Landoltring ist das einzig erlaubte Normsehzeichen. Dies gilt vor allem für Augenärzte: obwohl Buchstaben und Zahlen in den Augenarztpraxen häufig benutzt werden, dürfen nach der neuen Auflage der DIN 58220 für die Eignungsbegutachtung, nach Anlage 6 der FeV, stets und nur Landoltringe als Normsehzeichen benutzt werden.[19]

Die physikalischen Vorschriften für Sehtestgeräte der DIN EN ISO 8596 betreffend der Leuchtdichte der Sehzeichen, des Prüffeldes, die Schärfe der Sehzeichen, die Lagebeziehungen zueinander und zum Rand des Prüffeldes, die Anzahl der Landoltringe mit schrägen und geraden Öffnungen und die Prüfentfernungen[19] werden von den Herstellern der Sehtestgeräte garantiert.

Der Landoltring kann in 8 verschiedenen Stellungen dargestellt werden, wir nennen diese Positionen
• gerade, horizontale oder vertikale (oben, unten, links oder rechts)
• und schräge (links oben, rechts oben, links unten, rechts unten) Sehzeichen.

Beim Sehtest wird der Prüfling gebeten, die jeweilige Öffnungsposition zu benennen (z.B. oben, unten, rechts oben usw.)[20]

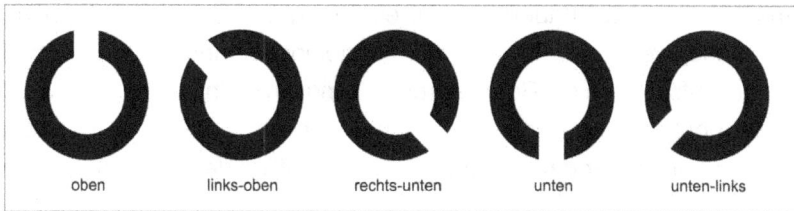

| oben | links-oben | rechts-unten | unten | unten-links |

Es werden Sehzeichen vom Großen zum Kleinen angeboten. Jedes Sehzeichen repräsentiert einen konkreten Wert auf der Visusskala. Je kleiner die Sehzeichen sind, die der Proband erkennen kann, desto besser ist sein Visuswert.[20]

Der Landoltring wurde beim Führerschein-Sehtest in der (DIN EN ISO 8596) festgeschrieben, da wissenschaftliche Untersuchungen gezeigt haben, dass

- die unterschiedliche Erkennbarkeit bei Buchstaben des Alphabets einen messbaren Unterschied ergeben (manche Buchstaben sind besonders leicht, andere besonders schwer zu erkennen), sowie
- andererseits die Verwechslungshäufigkeit der Buchstaben untereinander ein weiteres Problem darstellt, das die Gültigkeit für die Anwendung von Buchstaben bei Sehtests erschwert.[10]

Nach DIN 58220-6 müssen im verwendeten Sehtestgerät zwei Sätze von je 10 Sehzeichen mit unterschiedlichen Öffnungsrichtungen für die geforderte Sehleistung (0,7) vorhanden sein. Für Übungszwecke muss außerdem der Sehzeichensatz mit dem Sehleistungswert 0,32 vorhanden sein, dies sind größere Ringe als die beim eigentlichen Führerschein-Sehtest.

Nachteile des Landoltringes: Die meisten Untersucher (in der Regel Augenärzte) verwenden lieber Buchstaben und Ziffern, als den Landoltring, weil dieser bei der Test-Durchführung manchmal Kommunikationsprobleme mit sich bringt. Wenn Sie den Test nicht vernünftig erklären, wird er oft nicht verstanden, und selbst wenn Sie den Test ausführlich erklärt haben, kommt es häufig zu Rückfragen. Manche Probanden verwechseln aufgrund mangelnder Übung oder Aufregung in der Prüfsituation die Begriffe „rechts" und „links", insbesondere wenn diese noch mit den schrägen Richtungen verknüpft sind. Deshalb müssen Sie immer darauf achten, ob der Prüfling den Test verstanden hat.[10]

Die Vorteile des Landoltrings:
- geprüft wird eine einzige charakteristische Eigenschaft (Öffnung des Kreises) des Sehzeichens in alle acht Richtungen. Dadurch entsteht
- ein zu vernachlässigender Einfluss der Formerkennung, dessen Erkennbarkeit bei unterschiedlicher Ausrichtung fast gleich ist im Vergleich zu Buchstaben oder Ziffern[15].
- Zudem vorteilhaft ist, dass der Landoltring auch bei Personen eingesetzt werden kann, die keine Buchstaben lesen können.[21]

Im Zuge der letzten Überarbeitung der DIN EN ISO 8596 (im Sept. 2013) wurde deshalb festgelegt, dass andere Sehzeichen (z. B. Buchstaben, Ziffern, Kindersehzeichen) nun für einen normgerechten Sehtest nicht mehr verwendet werden dürfen. Nur noch der Landoltring darf die Bezeichnung Normsehzeichen tragen.[11]

1.13 Wie lange ist die Sehtest-Bescheinigung gültig?

Der Sehtest gilt zwei Jahre, d.h.: Wenn die Bescheinigung über den durchgeführten Sehtest bei der Führerschein Antragstellung älter ist als zwei Jahre, dann muss der Sehtest wiederholt werden.

Die Rechtsgrundlage: „Sehtestbescheinigung, Zeugnis oder Gutachten dürfen bei Antragstellung nicht älter als zwei Jahre sein." (§ 12 Abs. 7 FeV).

1.14 Fazit für Schnell-Leser:

- Der Führerschein-Sehtest wird benötigt für die „kleinen" Führerschein Klassen: AM, A1, A2, A, B, BE, L oder T. Für den Lkw- und Busführerschein und die Fahrgastbeförderung benötigen Sie eine höherwertige, augenärztliche Unter-suchung.

- Der Sehtest soll die Sicherheit innerhalb des Verkehrswesens verbessern, und darf nur von anerkannten Sehteststellen und deren geschultem Fachpersonal durchgeführt werden.

- Die Sehteststellen unterstehen der Aufsicht übergeordneter Stellen und können von diesen überprüft werden.

- Ein Prüfling muss sich vor dem Sehtest ausweisen, der Sehtester überzeugt sich gewissenhaft von dessen Identität.

- Der Sehtester hält sich an die Geheimhaltungspflicht, an den Datenschutz, und behält Stillschweigen über die Ergebnisse der Sehtests.

- Der Sehtest darf grundsätzlich nicht in Anwesenheit dritter Personen vorgenommen werden. Der mäßig beleuchtete, separate Sehtest-Raum hat keine störenden Lichtquellen und schließt auch sonstige Störungen aus.

- Beim Sehtest wird die Tagessehschärfe des Prüflings geprüft, als Sehzeichen darf ausschließlich der Landoltring verwendet werden.

- Die Sehtest-Bescheinigung ist ab dem Tag der Ausstellung 2 Jahre gültig.

Hier erfahren Sie,

- wie Sie angemessen mit Probanden umgehen,
- wie Sie den Sehtest erklären,
- die Vorgaben für Sehtestungen nach DIN 58220-6,
- wie Sie vorgehen, wenn der Prüfling kein deutsch spricht,
- wie Brillen- und Kontaktlinsenträger geprüft werden,
- wann ein Sehtest bestanden ist, und wann nicht,
- was Sie tun können, wenn der Prüfling die Sehzeichen schlecht sieht,
- wann der Sehtest wiederholt werden darf, und wann er erst gar nicht durchgeführt wird,
- was Sie tun, wenn der Proband den Sehtest nicht besteht,
- was Sie bei der Dokumentation beachten müssen,
- wie der Sehtest abrechnet wird
- und zusammengefasst den kompletten Ablauf eines Führerschein-Sehtests.

2.01   Kommunikation und Umgang mit Prüflingen

Entscheidend bei der Durchführung der Sehtests ist nicht nur der reine Formalakt, sondern, wie ich sagen möchte: vor allem der Rahmen, in dem der Sehtest durchgeführt wird. Damit ist gemeint: Machen Sie es Ihrem Prüfling so angenehm wie möglich, führen Sie den Sehtest so professionell wie möglich durch!

Stellen Sie sich vor: Die Probanden sind meistens junge Leute, zwischen 15 und 18 Jahre alt, die ihren Führerschein machen möchten. In welcher psychischen Verfassung kommen diese Leute wohl zum Sehtest? Klar: „Hoffentlich krieg´ ich keine Brille!" Und da fließen dann auch schon einmal Tränen, egal wie einfühlsam Sie sind. Um sowohl den „Bestecher", als auch die heulende Fünfzehnjährige ins Boot zu holen, – und das gilt vor allem für jüngere Sehtester – :

Machen Sie Ihre Aufgabe so professionell wie möglich! Machen Sie sich bewusst: Sie sind in der Rolle des Prüfers. Schulterklopfen oder lockere Sprüche sind hier eher fehl am Platz. Wenn ich sehe, wie bei manchen Anbietern die Sehtester herumgammeln, auf einem Kaugummi herumkauen und einen Walkman-Stöpsel im Ohr haben, da graust es mir. Legen Sie sich einige freundliche, verbindliche Sätze zurecht, und geben Sie dem Probanden das Gefühl, dass er in guten Händen ist.

2.02   Erklären des Sehtests

Wichtig ist es, dem Prüfling den Sehtest zunächst vernünftig zu erklären. Er muss wissen welche Sehzeichen ihn erwarten, und was er genau vorlesen soll.

Grundsätzlich unterscheidet man bei Sehtests nach der Art der „Reizantwort":

- Methoden der subjektiven Sehschärfebestimmung, bei denen willkürliche Reaktionen – in erster Linie verbale Antworten – ausgewertet werden, und
- Methoden der objektiven Sehschärfebestimmung, bei denen die Reaktion auf den Reiz möglichst unwillkürlich sein soll, zum Beispiel in der Blickwendung zu einem Reiz hin.[21]

Der Führerschein-Sehtest fällt in die erste Kategorie. Das heißt: Das Ergebnis des Sehtests steht und fällt mit den Antworten des Probanden.

Wenn Sie Ihrem Prüfling den Sehtest erklären: Vergessen Sie Fachchinesisch – „Landoltring" versteht kein Mensch – sondern erklären Sie den Ablauf des Sehtests so, dass Ihr Proband es ganz einfach verstehen kann. Zum Beispiel:

„Mit dem folgenden Sehtest wird Ihre Sehschärfe überprüft. Der Führerschein-Sehtest funktioniert mit Kreisen, die an einer Stelle eine Öffnung haben. Wenn Sie in das Gerät hineinschauen, sehen Sie einige

Kreise mit Öffnungen, diese zeigen in verschiedene Richtungen. Ziel ist es, dass Sie mir die Richtungen der Öffnungen der Kreise richtig angeben.[28]

Eine Möglichkeit ist, Sie stellen sich vor, Sie schauen auf eine Uhr und sagen mir, wie spät es ist (die Öffnung des Ringes in der Uhrzeigerstellung), zum Beispiel 3:00 Uhr, 7:00 Uhr, 12:00 Uhr usw.

Alternativ können Sie mir die Öffnungen auch direkt angeben z.B. so: rechts oben, unten, links, links oben, rechts unten.

Bitte lesen Sie mir die Zeichen von links nach rechts vor, und beginnen Sie jetzt in der ersten Zeile."

Die Verständigung mit dem Prüfling lässt sich dadurch erleichtern, dass man ihm zuvor einen abgebildeten Landoltring (besser: eine Reihe) zeigt[23], anhand dessen man den Sehtest erklärt.

2.03   Abrechnung des Sehtests

Für den Sehtest ist durch den Prüfling eine amtliche Gebühr zu entrichten. Die Höhe der Gebühr ist geregelt in der § 1 GebOSt („Gebührenordnung für Maßnahmen im Straßenverkehr"), Gebühren-Nummer 403, und muss in der jeweils gültigen Fassung erhoben werden.

Die Gebühr ist zu bezahlen unabhängig davon, ob der Sehtests bestanden wurde oder nicht, auch wenn Sie deswegen manchmal Diskussionen haben werden. Also: Egal ob der Prüfling den Sehtest besteht, oder nicht besteht: Die Gebühr wird fällig. Der Prüfling bezahlt nicht für die bestandene Sehtestbescheinigung, sondern für die Durchführung des Sehtests.

An diese Vorgabe, nach der jeweils geltenden Gebührenordnung abzurechnen, sind alle Sehteststellen, auch alle Optiker gebunden, auch wenn manch einer versucht, ein paar Cent oder sogar Euro draufzulegen. Die Gebühr für den Führerschein-Sehtest darf weder auf- noch abgerundet werden.[6]

2.04 Wie funktioniert der Sehtest nach DIN 58220-6?

Die Sehtestungen erfolgen monokular, d.h. beim Führerschein-Sehtest werden beide Augen einzeln geprüft. Ein binokularer Test (beide Augen gleichzeitig) ist beim Führerschein-Sehtest nicht vorgesehen, und kann auch auf der Sehtest-Bescheinigung nicht angekreuzt werden. Da der Prüfling mit beidseits geöffneten Augen in das Gerät schaut, aber für jedes Auge ein eigenständiges Bild angezeigt wird, wird der Sehtest auch als „monokulare Prüfung unter binokularen Bedingungen" bezeichnet.

Beim eigentlichen Sehtest erhält der Prüfling pro Auge 10 Landoltringe mit verschiedenen Öffnungsrichtungen, geraden und schrägen, die in der vorgegebenen Reihenfolge richtig gelesen werden sollen. Geprüft wird die Visusstufe 0,7 – hiermit ist die Größe der Landoltringe gemeint.

Sollte am Sehtestgerät das Prüfverfahren einstellbar sein, so muss das Gerät auf „Ferntest" geschaltet werden.

Der Proband wird von Ihnen über die Durchführung des Sehtests aufgeklärt. Nachdem Sie sich vergewissert haben, dass der Prüfling verstanden hat, wie der Sehtest funktioniert, kann es losgehen:

Die Untersuchung soll mit einem Sehschärfewert begonnen werden, der mindestens zwei Visusstufen unter dem Grenzwert liegt. Zur Einübung und um festzustellen, ob der Sehtest verstanden wurde soll der Prüfling also zunächst einige Zeichen mit der Visusstufe 0,32 lesen (diese Ringe sind größer als die Visusstufe 0,7).[10] Im Anschluss an eine zufriedenstellende Einübung erhält der Prüfling dann den eigentlichen Satz mit 10 Sehzeichen (mit Visus 0,7).

Der Proband „liest" die einzelnen Sehzeichen vor (er benennt die Öffnungsrichtung), und Sie überprüfen anhand der Leitkarte (bzw. des Auswertebogens, je nach Sehteststelle), ob die Zeichen richtig gelesen werden. Die Testergebnisse werden von Ihnen entsprechend dokumentiert (siehe Teil 3 – Dokumente).

Hierbei prüfen Sie die beiden Augen einzeln: Der Führerschein-Sehtest ist ein Monokular-Test (die Augen werden einzeln geprüft), kein Binokular-Test (beide Augen gemeinsam). Bei manchen Geräten (z.B. bei Rodenstock Geräten) befinden sich alle Sehzeichen hierfür auf einer einzigen Teststellung, bei anderen Geräten (u.a. Block Topas, DOMS Mobile) müssen Sie während des Sehtests zwischen den Augen hin und her schalten. Genauere Informationen erhalten Sie in Teil 4 – Gerätekunde und aktuelle Sehtestgeräte.

Der Testablauf darf, auch bei fehlerhaften Angaben, nicht unterbrochen werden. Der Prüfling wird von Ihnen nicht über Zwischenergebnisse informiert. Der Sehtest darf grundsätzlich auch nur einmal durchgeführt werden[5] (Ausnahmen siehe 2.10 Wann ist eine Wiederholung des Sehtests zulässig?)

Die novellierte DIN 58220-6 enthält keine Vorgaben zum zeitlichen Ablauf der Prüfung. Es ist aber wünschenswert, dass jeder einzelne Landoltring innerhalb einer Sekunde erkannt werden sollte, da bei einer Verlängerung der Lesezeit die Prüflinge mit Nystagmus (z.B. Augenzittern) eine relativ zu gute Sehschärfe erzielen würden.[13]

Die Sehschärfeprüfung ist eine subjektive Prüfung, der Prüfling gibt bewusst an, was er erkennt. Daher gibt es im Falle schlechter Mitarbeit keine Garantie für die Richtigkeit des erhaltenen Visuswertes.[16]

2.05 Was tun mit einem Probanden, der schlecht oder kein Deutsch spricht?

Möglichkeit 1: Sie arbeiten mit einem Dolmetscher. Meistens bringen diese Leute jemanden mit, der für sie übersetzen kann. Achtung: Da der Dolmetscher nicht in das Gerät schaut, sondern frei im Raum steht, achten Sie bitte darauf, dass der Dolmetscher nicht in Ihre Unterlagen bzw. auf Ihre Leitkarte (die Auflösung) schauen kann, sondern wirklich nur das übersetzt, was er hört.

Möglichkeit 2: Sie führen den Sehtest selbst mit dem Prüfling durch, notfalls „mit Händen und Füßen". Sprachliche Schwierigkeiten können und dürfen durchaus mit Hand-Richtungsangaben ausgeglichen werden.[12] Die Teilnehmer unserer Sehtester Schulung erhalten eine mehrsprachige Sehtestanleitung, dies ist eine weitere Vereinfachung. "Bei Personen, die die deutsche Sprache nicht einwandfrei beherrschen, muss sich der Sehtester sorgfältig vergewissern, dass seine Anweisungen verstanden worden sind".[5]

2.06 Wie ist das mit Brillen- und Kontaktlinsenträgern?

Ja, dieser Punkt führt immer wieder zu Irritationen bei den Probanden, denn: Brillen und Kontaktlinsenträger werden ... Achtung!: mit Brille bzw. mit Kontaktlinsen getestet, soweit es sich um Korrekturen für die Ferne handelt. Brillen und Kontaktlinsenträger sind also darauf aufmerksam zu machen, dass nur die Sehschärfe in der Ferne geprüft wird. Die „Lesebrille" bringt beim Führerschein-Sehtest bestenfalls nichts, im schlechtesten Fall wird sie das Testergebnis ungünstig beeinflussen.

Auf der Sehtestbescheinigung wird ein mit Brille oder Kontaktlinsen durchgeführter Test dann entsprechend vermerkt, „der Sehtest wurde mit Sehhilfe durchgeführt."

Dass die Sehhilfe frei von Beschädigungen und Verschmutzungen sein soll, versteht sich von selbst.[27]

2.07 Wann ist der Sehtest bestanden? (Abbruchkriterium)

Formal gilt: „Der Sehtest ist bestanden, wenn die zentrale Tagessehschärfe mit oder ohne Sehhilfe mindestens 0,7/0,7 beträgt."(§ 12 Anlage 6, 1.1 FeV) Achtung: Hierbei handelt es sich nicht um einen Prozentwert, sondern um den Visuswert. Die doppelte 0,7 steht für das linke und das rechte Auge. Ergibt der Sehtest eine geringere Sehleistung, ist der Sehtest nicht bestanden.

Aktueller Hinweis: Die Auswertung des Führerschein-Sehtests hat sich mit der Neufassung der DIN 58220-6 im Sept. 2013 geändert.

Bis Sept. 2013 galt als Grundlage für den Ablauf des Führerschein-sehtests die DIN 58220 (in der Fassung vom Nov. 2009). Im Teil 6 geht es ausschließlich um den straßenverkehrsbezogenen Sehtest. Unter Ziffer 7 Abs. 2 war geregelt: „Die Sehanforderung gilt als erfüllt, wenn in einem Satz von 10 Sehzeichen mindestens 6 Sehzeichen richtig erkannt worden sind. Bei der Verwendung des Normsehzeichens müssen hierbei 3 Geradestellungen und 3 Schrägstellungen richtig erkannt worden sein."

Neu ist seit Sept. 2013 die Sehschärfebestimmung als straßenver-kehrsbezogener Sehtest als DIN 58220-6 geregelt, hier heißt es nunmehr lediglich in Ziffer 9 „Es gelten die Festlegungen nach DIN EN ISO 8596:2009, 6.4, d.h., für das jeweils geprüfte Auge gilt ein Sehschärfewert dann als erfüllt, wenn in einem Satz von 10 Sehzeichen mindestens 6 Sehzeichen richtig benannt wurden."

Wie Sie sehen, kommt es seit Sept. 2013 nun nicht mehr darauf an, dass die Sehzeichen in verschiedenen Stellungen erkannt werden.

Der Prozentwert der Zeichen, die beim Führerschein-Sehtest richtig benannt werden müssen, liegt also bei 60% - für jedes Auge (6 von 10 Sehzeichen sind mindestens zu erkennen). Das Erreichen der 60% - Grenze wird auch als „Abbruchkriterium" bezeichnet. Mit dem Wort „benannt" bringt die Norm zum Ausdruck, dass Raten ausdrücklich erlaubt und sogar erwünscht ist, und richtig raten statistisch berück-sichtigt wird.[11]

Die Anforderungen an den Führerschein-Sehtest wurden im Zuge der Überarbeitungen der DIN 58220 immer wieder angepasst. Eine zentrale Aufgabe der DIN-Kommission „Sehschärfe" besteht darin, ein möglichst sinnvolles aber dennoch willkürliches Kriterium festzulegen. Dies ist derzeit das 60-Prozent-Kriterium.

Ein Rückblick auf die letzten 37 Jahre zeigt jedoch, dass auch das DIN-Kriterium Wandlungen unterworfen war. So verlangte die DIN 58220 im Jahre 1974, dass mindestens drei von vier dargebotenen Optotypen (Landoltringen) richtig angegeben werden mussten. Dies entsprach einer geforderten Erkennungshäufigkeit von 75 Prozent. Im Jahre 1988 wurde das Kriterium dann auf die Nennung von sechs von zehn richtigen Zeichen abgeändert. Bei dieser Festlegung wurde also nur noch eine Erkennbarkeitshäufigkeit von mindestens 60 Prozent gefordert. Die derzeit gültige Norm hat das 60-Prozent-Kriterium beibehalten.[10]

Also, nochmal in aller Kürze: Der Führerschein-Sehtest ist bestanden, wenn pro Auge mindestens 6 von 10 Sehzeichen richtig gelesen wurden.

2.08 Und wann ist der Sehtest nicht bestanden?

Hier gilt genau das Gegenteil: wenn der Proband weniger als 60 % pro Auge, also weniger als sechs von zehn Landoltringen richtig gelesen hat.

2.09 Was tun, wenn der Prüfling die Sehzeichen schlecht sieht?

Um die verschiedenen Grundhaltungen der Prüflinge auszugleichen, sollte zum bestmöglichen Raten ermuntert werden, wenn eine Antwort wie zum Beispiel: „Das Zeichen kann ich nicht mehr erkennen", gegeben wird. [10, 18] Dies klingt erst einmal ungewöhnlich, da aber die visuelle Wahrnehmung im Grenzbereich nicht linear verläuft, sondern die Erkennungshäufigkeit mit jeder geprüften Visusstufe mehr und mehr abnimmt, lässt sich nur so herausfinden, ob der Prüfling den geforderten Visus von 0,7 auf beiden Augen erreicht.

Achtung: Trotzdem darf der Proband nicht über Zwischenergebnisse informiert werden und der Testablauf darf – gerade bei falschen Angaben – nicht unterbrochen werden.

Einerseits zeigen entsprechende Forschungen, dass der Übergang der Ratewahrscheinlichkeit zur Erkennungshäufigkeit beim Sehtest fließend ist, es handelt sich um einen erstaunlich breiten Übergangsbereich. Entsprechend ist „raten" beim Führerschein-Sehtest zulässig, ja sogar gewünscht.[10]

Allerdings: Durch eine unzulässige Wiederholung des Sehtests, oder durch Nachfragen (wie: „Das war jetzt nicht ganz richtig. Schauen Sie bitte noch einmal ganz genau hin!") des Sehtesters, wird das Ergebnis zum positiven verbessert. Es ergibt sich eine (scheinbare) Verbesserung um eine ganze Visusstufe, denn der Prüfling hat jedes Mal eine zweite Chance, die richtige Antwort zu geben.[10]

Eine ebenfalls scheinbare Verbesserung um 0,6 Visusstufen ergibt sich, wenn dem Prüfling die Möglichkeit zur Wiederholung einer ganzen, falsch gelesenen Zeile gegeben wird („Sie haben die Reihe fast richtig gelesen. Versuchen Sie es bitte noch einmal!")[10]

Der Prüfling muss an die räumlichen Lichtverhältnisse adaptiert sein, vor Beginn des Sehtests muss eine eventuell vorausgegangene Adaptationsstörung abgeklungen sein.[13] Das bedeutet: Eine etwaige Blendung vor der Sehschärfebestimmung oder währenddessen (durch helle Fensterflächen, Spiegelungen oder Leuchten im Gesichtsfeld) ist zu vermeiden, bzw. wenn vorhanden, dann warten Sie, bis der Teilnehmer wieder normal sieht.

Weist der Prüfling ein sichtbares Augenzittern (Nystagmus) auf, so soll auf Empfehlung der DOG jedes Sehzeichen innerhalb einer Sekunde benannt werden, da bei einer Verlängerung der Lesezeit eine relativ zu gute Sehschärfe erzielt wird.[13]

Einblickgeräte rufen bei manchen Menschen eine Gerätemyopie hervor[13], darunter versteht man die Tatsache, dass an optischen Instrumenten (insbesondere an Mikroskopen) die Okulareinstellung häufig so vorgenommen wird, dass der Prüfling nicht mit entspanntem Auge in das Gerät blickt, sondern dass er stark akkommodiert.[14] Unter Akkommodation versteht man die Fähigkeit des Auges die Sehschärfe aktiv an verschiedene Entfernungen anzupassen, also zwischen Nah- und Fernsicht zu wechseln. Dies führt zu Sehbeschwerden und zu vorzeitiger Ermüdung, ist aber für die Dauer des Sehtestes nicht relevant.

Die Hersteller der Einblickgeräte versuchen zudem, dieses Problem durch eine geeignete Konstruktion (z.B. binokulare Betrachtung der Sehzeichen mit parallelen Blicklinien) zu minimieren.[13]

2.10 Wann ist eine Wiederholung des Sehtests zulässig?

Grundsätzlich ist der Sehtest bei einem ordnungsgemäßen Testablauf nur einmal durchzuführen.

Bei einem Beschlagen des Geräteeinblicks oder der Brille des Prüflings ist eine Wiederholung nach DIN 58220 zulässig.[7]

Das Gleiche gilt für den Einsatz von Sehhilfen, „... ergibt der Sehtest eine geringere Sehleistung, so darf der Antragsteller den Sehtest mit Sehhilfen oder mit verbesserten Sehhilfen wiederholen." (§ 12 FeV)

Zudem: Wenn der Sehtester feststellt, dass der Prüfling stark aufgeregt ist oder Anzeichen der Erschöpfung zeigt, soll ggf. der Sehtest abgebrochen und wiederholt werden, wenn sich die Probanden an die Testsituation gewöhnt haben.[22]

Beim Wiederholungstest muss ein anderer Satz der Sehzeichen verwendet werden. Dies kann jeweils an den Geräten eingestellt werden.

2.11 Bei welchen Ausnahmen wird der Sehtest nicht durchgeführt?

Ja, es gibt sie, die Ausnahmen. In der Arbeitsanweisung für Sehtester[5] sind folgende zwei Ausnahmen dokumentiert: Der Sehtest ist nicht vorzunehmen, ...

*   „wenn bei dem Probanden Erkrankungen oder Deformationen der Augen erkennbar sind. In diesem Fall ist dem Probanden zu empfehlen, einen Augenarzt aufzusuchen," und:
*   „wenn der Proband darauf besteht, den Test mit Hilfe einer Brille mit stark getönten Gläsern (mehr als 15% Tönung) zu absolvieren."

2.12 Wie gehe ich vor, wenn der Proband den Sehtest nicht besteht?

Je nachdem, wie viele Sehtests Sie durchführen, fällt bei Ihnen regelmäßig jemand durch den Sehtest durch. Unsere statistischen Erfahrungen zeigen, dass von zehn Prüflingen ca. 1–2 den Führerschein-Sehtest nicht bestehen.

Prüflinge, die den Sehtest nicht bestanden haben, dürfen den Sehtest mit Sehhilfe oder mit verbessernden Sehhilfen wiederholen. Besteht der Bewerber den Sehtest endgültig nicht, oder bestehen aus anderen Gründen berechtigte Zweifel an seinem Sehvermögen, so ist eine augenärztliche Untersuchung erforderlich, Sie schicken den Führerscheinbewerber zum Augenarzt.

Erwähnen Sie dies bitte ausdrücklich. Wenn Sie bei einer anerkannten Sehteststelle tätig sind werden Sie von manchen Probanden, die den Sehtest nicht bestanden haben gefragt, ob sie auch zum Optiker gehen können. Nein – ein Optiker führt den gleichen Sehtest durch wie Sie! Der Prüfling muss definitiv zum Augenarzt.[5]

Auf der Sehtestbescheinigung ist diese gesetzliche Vorgabe ebenfalls aufgedruckt (siehe Teil 3 – Dokumente). Ich selbst unterstreiche den entsprechenden Absatz jedes Mal, wenn jemand den Sehtest nicht bestanden hat.

Rechtsgrundlage: „Besteht der Bewerber den Sehtest nicht, hat er sich einer augenärztlichen Untersuchung des Sehvermögens nach Anlage 6 Nr. 1.2 zu unterziehen und hierüber der Fahrerlaubnisbehörde ein Zeugnis des Augenarztes einzureichen." (§ 12 Abs. 5 FeV)

2.13 Dokumentation der individuellen Ergebnisse

Unabhängig von der Sehteststatistik, in der anonymisiert die Anzahl der bestandenen und nicht bestandenen Sehtests gezählt werden, wird in der DIN 58 220-6 zusätzlich die Erstellung eines „Prüfberichtes" gefordert. Ich kann Ihnen nur empfehlen, die Ergebnisse des Sehtests gut zu dokumentieren, schon aus Eigenschutz. Sie können somit später jederzeit beweisen, warum ein Prüfling bei Ihnen durchgefallen ist.

Eine Möglichkeit den Prüfbericht zu erstellen ist: Sie verwenden Kopien der Leitkarte Ihres Geräts (hier sind die richtigen Landoltringstellungen angegeben, siehe Teil 3 – Dokumente) und markieren bei jedem Sehtest einzeln, welche der Zeichen richtig erkannt wurden, und welche nicht.

Eine andere Möglichkeit ist (Empfehlung vom Hersteller „bon"): Der Prüfer kreuzt auf dem Vordruck (des Herstellers) die jeweils richtig angegebenen Landoltringstellungen an.

Die Pflicht-Angaben des Prüfberichts finden Sie im Teil 3 – Dokumentation.

Und natürlich können Sie so dem Prüfling bei Nichtbestehen einfacher zeigen, warum er durchgefallen ist. Die Prüfberichte sind zum Verbleib bei der Prüfstelle bestimmt und nicht dem Prüfling auszuhändigen; der Proband erhält von Ihnen eine Original-Sehtestbescheinigung nach § 12 FeV (siehe amtliches Muster Teil 3 – Dokumente).[23]

2.14   Der komplette Ablauf des Führerschein-Sehtests

Hier erhalten Sie zusammengefasst den idealen und korrekten Ablauf eines Führerschein-Sehtests. Am einfachsten machen Sie sich für den Beginn Ihrer Tätigkeit eine kleine Checkliste, Teilnehmer unserer Sehtester-Schulung erhalten diese im internen Downloadbereich[4].

1. Vorbereitung des Sehtestraumes:
Achten Sie darauf, dass Sie die Anforderungen aus Teil 1 erfüllen. Störungen sollen vermieden werden (z.B. Fenster schließen, wenn sich der Raum an einer lauten Straße befindet, vielleicht müssen Sie den Raum auch leicht abdunkeln). Bauen Sie einen Tisch und zwei Stühle auf.

2. Aufstellen und Prüfung des Gerätes:
Stellen Sie das Gerät auf den Tisch (mit normaler Höhe) mit genügend Platz, damit der Prüfer das Gerät bedienen und die Aufzeichnungen führen kann (theoretisch ist der Sehtest auch im Stehen zulässig). Stellen Sie das Gerät so auf, dass der Prüfling nicht durch Licht oder Blendungen gestört werden kann.

Prüfen Sie vor Beginn des Sehtests die Testanordnung auf einwandfreie Funktion, schalten Sie das Gerät an und schauen Sie kurz durch den Einblick.

Prüfen Sie
- ob die Glühbirne (oder LED) im Gerät auch wirklich leuchtet, und
- ob das Sichtfeld klar ist, achten Sie insbesondere auf eventuell störende Verschmutzungen. Verwenden Sie Küchenkrepp oder Antibeschlagtücher (wenn die Ocular-Linsen beschlagen).

Legen Sie Aufzeichnungsformulare, Sehtestbescheinigungen, Schreibwerkzeug und andere Hilfsmittel griffbereit zum Gerät.

Reinigen Sie vor und nach jedem Prüfling die Vorderseite des Sehtestgeräts inkl. der Kopfstütze (siehe 4.03 Wartung und Pflege des Sehtestgerätes). Dies dient zur Vermeidung von Infektionen; auch Schminke lässt sich so leicht entfernen.

Bei Geräten, die mehrere Prüfverfahren ermöglichen: Prüfen Sie, ob die individuellen Geräteeinstellungen korrekt sind, ob der richtige Zeichensatz ausgewählt ist und ob sich das Gerät in der FERN-Position befindet.

3. Begrüßung, Identität prüfen:

Begrüßen Sie Ihren Proband freundlich und prüfen Sie zunächst die Identität. Dies erfolgt normalerweise über: Personalausweis, Reisepass oder andersartigem Lichtbildausweis.

4. Angestrebte Führerscheinklasse:

Dokumentieren Sie die vom Prüfling angestrebte Führerscheinklasse.

5. Fragen Sie:

Trägt der Proband eine Brille / Kontaktlinsen? Nun gut, bei Brillenträgern können Sie sich diese Fragen theoretisch sparen. Fragen Sie trotzdem! Manche Brillenträger versuchen den Sehtest erst ohne Brille zu bestehen, für Sie ist dann aber gut zu wissen, ob der Proband generell eine Brille (für die Ferne) hat. Achten Sie darauf, dass die getragene Brille frei von Verschmutzungen ist.

Schauen Sie dem Prüfling kurz in die Augen. Kontaktlinsenträger erkennen Sie wenn Sie seitlich auf das Auge (die Hornhaut) schauen, der Rand der Kontaktlinse sollte dort als schmaler Streifen zu erkennen sein.

6. Sehtest erklären:

Erklären Sie, wie in „2.02 Erklären des Sehtests" beschrieben, den Sehtest. Fragen Sie nach: „Haben Sie den Sehtest verstanden?"

7. Positionierung von Gerät und Prüfling:

Bei den meisten Geräten können Sie den Neigungswinkel einstellen, um dem Prüfling, je nach Körpergröße, eine bequeme Einblickstellung zu ermöglichen. Bei Geräten, wie dem DOMS Mobile oder dem Block Topas, kann dies der Proband sogar selbst; erklären Sie es ihm.

Achten Sie zudem darauf, dass der Prüfling bequem sitzt (oder steht). Die Stirn muss an der Kopfstütze anliegen.

Wenn Sie feststellen, dass der Prüfling ein Auge zukneift: Bitten Sie ihn, beide Augen offen zu halten und sich zu entspannen.[25]

8. Sehtest durchführen:

Beginnen Sie mit den Übungszeichen (Visusstufe 0,32), mit denen sich der Proband „warmlaufen" kann. Der Testvorgang kann hiermit einfach eingeübt werden.

Prüfungsrelevant sind allerdings nur die 10 Zeichen pro Auge der Visusstufe 0,7, die der Prüfling im Anschluss an die Einübung dargeboten bekommt. Idealerweise haben Sie eine Kopie der Leitkarte (siehe Teil 3 – Dokumente) oder einen alternativen Prüfbericht und dokumentieren hier die Ergebnisse.

Hat der Prüfling Probleme, können Fragestellungen wie „Wie viele Reihen sehen Sie?"; „Sind die Zeilen untereinander?" oder „Sind alle Zeichen gleich groß?" helfen.

Wichtig: Beobachten Sie den Probanden bei der Durchführung des Sehtests genau. Auf was Sie unbedingt achten sollten:

- Der Prüfling muss auf die Raumbeleuchtung adaptiert sein,
- Eintragungen in die Sehtestbescheinigungen soll der Sehtester nicht während des Sehtests vornehmen.
- Das Gerät ist einzuschalten, bevor der Prüfling in den Geräte-einblick schaut.
- Der Proband muss mit dem Kopf (der Stirn) direkt am Gerät sein. Je weiter sie den Kopf vom Gerät entfernen, je schärfer werden die

Sehzeichen nämlich. Sollte der Teilnehmer den Kopf vom Gerät weg bewegen, korrigieren Sie den Teilnehmer sofort.

- Legen Sie die Leitkarte (die Auflösung) so neben das Gerät, dass der Prüfling diese nicht einsehen kann.

Lassen Sie den Teilnehmer in Ruhe lesen, und unterbrechen Sie den Testvorgang nicht. Der Testablauf darf, insbesondere bei fehlerhaften Angaben, nicht unterbrochen und der Prüfling über Zwischenergebnisse nicht informiert werden. „Der Sehtester darf weder durch Zeichen noch durch mündliche Äußerungen zu erkennen geben, ob der Proband ein Zeichen richtig oder falsch gelesen hat."[5]

Der Sehtester soll während des Tests den Probanden daraufhin beobachten, ob seinen Anweisungen richtig entsprochen wird. Idealerweise setzen Sie sich schräg hinter das Sehtestgerät, so dass Sie den Prüfling gut sehen können.

Eigentlich logisch, aber der Vollständigkeit halber: summarische Antworten wie etwa „Ich seh alles!" oder „Ich kann alles erkennen!"[23] lehnen Sie natürlich ab. Die Antworten des Probanden müssen konkret und eindeutig sein.

Die vom Prüfling vorgelesenen Ergebnisse dokumentieren Sie auf dem Prüfbericht.

9. Ergebnis mitteilen:

Es gibt nichts Schlimmeres für einen Probanden, wenn er 2 Minuten auf seinem Stuhl sitzen muss, zuschaut, wie Sie die Bescheinigung ausfüllen und er nicht weiß, ob er bestanden hat oder nicht. Deshalb: Teilen Sie dem Prüfling direkt mit, ob er bestanden hat oder nicht.

10. Bescheinigung ausfüllen:

In § 12 Abs. 3 FeV heißt es: „Die Sehteststelle stellt dem Antragsteller eine Sehtestbescheinigung aus." Deswegen ist der Prüfling schließlich gekommen. Füllen Sie jetzt zum Schluss also die Sehtestbescheinigung vollständig aus. Unter Teil 3 – Dokumentation finden Sie das amtliche Muster und eine kurze Anleitung hierzu.

11. Falls der Sehtest nicht bestanden ist, erklären, wie weiter vorzugehen ist:

die undankbarste Aufgabe des Sehtesters: Bringen Sie Ihrem Prüfling schonend bei, dass er den Sehtest nicht bestanden hat. In seltenen Fällen können Sie einen Wiederholungstest ansetzen (Voraussetzungen siehe 2.10 Wann ist eine Wiederholung des Sehtests zulässig?). Im Normalfall teilen Sie dem Prüfling mit, dass er baldmöglichst eine Überprüfung bei einem Augenarzt vornehmen lassen soll. Ohne diese augenärztliche Überprüfung geht es mit dem Führerschein nämlich nicht weiter.

12. Das Ergebnis in die Sehtest-Statistik eintragen:

Sehteststellen sind verpflichtet, eine Statistik über die Ergebnisse zu führen. Tragen Sie hier also jeden Sehtest ein. Weitere Informationen finden Sie unter Teil 3 – Dokumente.

2.15 Fazit für Schnell-Leser:

• Gehen Sie professionell, verbindlich und freundlich mit dem Prüfling um.

• Erklären Sie den Sehtest so einfach wie möglich und vergewissern Sie sich, dass der Proband Sie verstanden hat.

• Der Proband muss - unabhängig vom Ergebnis - die amtlich vorgeschriebene Gebühr entrichten.

• Der Sehtest ist ein Monokular-Test, beide Augen werden einzeln geprüft.

• Achten Sie darauf, dass das Sehtestgerät (falls nötig) auf Ferntest gestellt ist.

• Erstellen Sie für jeden durchgeführten Sehtest einen Prüfbericht, und dokumentieren Sie dort die vom Prüfling vorgelesenen Ergebnisse.

• Der Testablauf darf unter normalen Umständen weder unterbrochen, noch wiederholt werden; auch Nachfragen beeinflussen das Sehtest Ergebnis.

• Dolmetscher sind beim Führerschein-Sehtest ebenso zugelassen wie Hand-Richtungsangaben.

• Brillen- und Kontaktlinsenträger werden mit ihrer Sehhilfe getestet, wenn es sich um Korrekturen für die Ferne handelt.

• Der Sehtest ist bestanden, wenn pro Auge mindestens 6 von 10 Sehzeichen richtig gelesen wurden.

• Der Sehtest soll mit ca. 1 Sekunde pro Sehzeichen gelesen werden.

• Teilen Sie nach dem Sehtest das Ergebnis unverzüglich mit und stellen Sie eine Sehtestbescheinigung aus.

• Legen Sie sich für die Durchführung der Sehtests eine Checkliste zurecht.

Folgende Dokumente sollten Sie bei der Sehteststelle vorliegen haben bzw. mitführen:

- Die Arbeitsanweisung für Sehtester,
- eine ausreichende Anzahl an Sehtestbescheinigungen,
- eine Leitkarte / den Prüfbericht,
- die Sehteststatistik,
- eine Sehtest-Anleitung für den Prüfling, und
- ein Handbuch oder eine kleine Bedienungsanleitung des Sehtestgerätes.

3.1   Die Arbeitsanweisung für Sehtester

Hierbei handelt es sich um eine Auflistung der Voraussetzungen, Handlungsanweisungen und Prüfungsauflagen bezüglich des Sehtests, des Sehtestraumes und der Sehtester. Je nachdem, bei welcher Sehteststelle Sie arbeiten (Augenarztpraxis, Optikerbetrieb, anerkannte Sehteststelle) stammt diese Arbeitsanweisung von einer Behörde, oder der zuständigen Innung. Unter Anhang 2 – Arbeitsanweisung für Sehtester finden Sie ein Muster.

3.2   Die Sehtestbescheinigung und das Ausfüllen der Bescheinigung

Bei der Sehtestbescheinigung haben Sie wenig Gestaltungsspielraum. Hierbei handelt es sich um die Urkunde, die der Teilnehmer von Ihnen nach der Durchführung des Sehtests erhält. Die Bescheinigung ist nach einem amtlichen Muster anzufertigen; dieses finden Sie im Verkehrsblatt, oder fragen Sie bei Ihrer zuständigen Landesbehörde (oder Landesinnung) nach. Am einfachsten ist es, wenn ihre Sehteststelle die Bescheinigungen blockweise bestellt.

Sehtest-Bescheinigung

So sieht die Sehtestbescheinigung
aus (Stand: Juli 2015)

Die Sehtestbescheinigungen müssen fortlaufend nummeriert sein. Die Duplikate der Sehtestbescheinigungen sind 5 Jahre aufzubewahren[6].

Die Bescheinigung besteht aus vier Teilen:

1. der Kopfteil mit den Daten des Prüflings
2. der Untersuchungsbefund
3. das Untersuchungsergebnis
4. die Bestätigung des Sehtesters, bzw. der Sehteststelle

In der Sehtestbescheinigung ist anzugeben, ob der Sehtest bestanden wurde, und ob er mit oder ohne Sehhilfen durchgeführt worden ist. Als Vordruck sind nur die von der Sehteststelle ausgegebenen Formblätter zu verwenden.

Folgende Angaben sind auf der Sehtest Bescheinigung zu machen:

Im Kopfteil tragen Sie ein: den Namen, Vornamen und das Geburtsdatum des Prüflings.

Im Kasten darunter kreuzen Sie auf der linken Seite an, ob der Sehtest mit oder ohne Sehhilfe (Brille, Kontaktlinsen) durchgeführt wurde,

auf der rechten Seite kreuzen Sie das Kästchen: „Identität nachgewiesen" an, und tragen darunter die Nummer des Personalausweises (oder Reisepass, Kinderausweis) ein.

Im nächsten Kästchen wird das Ergebnis des Sehtests durch Ankreuzen der entsprechenden Kästchen festgehalten:

• 0,7 oder mehr steht hierbei für „bestanden";
• 0,7 oder weniger für „nicht bestanden"

46

Wenn der Sehtest auf einem Auge bestanden ist, wird das obere Kästchen" 0,7 oder mehr" angekreuzt. Es gibt ein separates Kästchen für das linke und das rechte Auge. Der Sehtest gilt als bestanden, wenn beide Augen „0,7 oder mehr" geprüft wurden, wenn beide Augen bestanden sind, dann ist auch der Sehtest bestanden. Dies wird auf der rechten Seite einzeln angekreuzt.

Wenn ein Auge, oder beide, nicht bestanden haben, ist das Kreuz auf der Bescheinigung bei „0,7 oder weniger" zu setzen. Dann ist auch der Sehtest nicht bestanden. In diesem Fall ist das Kreuz bei "ist nicht bestanden" zu setzen.

Im darunter liegenden Feld können "sonstige Zweifel" eingetragen werden. Sollten Sie unabhängig vom Ergebnis besondere Auffälligkeiten (wie z.B. Augenzittern, starkes Schielen, extrem dicke Brillengläser) feststellen, so ist dies unter „Art der Zweifel" bei „sonstigen Zweifeln an ausreichendem Sehvermögen" anzugeben und das entsprechende Kästchen anzukreuzen.

Im unteren Bereich der Sehtestbescheinigung tragen Sie ein: den Ort, rechts daneben das Datum, und unterschreiben die Sehtestbescheinigung.

Hier noch ein paar grundsätzliche Informationen zur Sehtest-Bescheinigung, sozusagen der „erhobene Zeigefinger" (Hinweise aus der „Anweisung für Sehtester"):

- Die Sehtestbescheinigung ist eine Urkunde und demgemäß nach den zivil- und strafrechtlichen Bestimmungen zu behandeln. D.h., wie schon erwähnt,: Mit Gefälligkeitsbescheinigungen" machen Sie sich keine Freunde. Im Gegenteil: Wenn Sie „gültige" Sehtestbescheinigung ausstellen, obwohl jemand durch den Sehtest durchgefallen ist, gefährden sie nicht nur die Sicherheit dieser Person und des Straßenverkehrs, sondern Sie machen sich damit strafbar (Urkundenfälschung nach StGB).
- Die Sehtestbescheinigung muss deutlich lesbar sein. Auf den Sehtestbescheinigungen zu vermerkende Auffälligkeiten sind eindeutig zu formulieren. D.h.: Schreiben Sie möglichst lesbar,

verwenden Sie Ihre Sonntagsschrift. Und: Sollten Sie sich auf der Bescheinigung einmal verschrieben haben, dann machen Sie auf der Urkunde keine Korrekturen, sondern nehmen Sie ein neues Exemplar.

- Eintragungen in die Sehtestbescheinigungen soll der Sehtester nicht während des Sehtests vornehmen.
- In der Sehtestbescheinigung ist anzugeben, ob der Sehtest bestanden und ob er mit Sehhilfen durchgeführt worden ist. Als Vordruck sind nur die von der Sehteststelle ausgegebenen Formblätter zu verwenden. D.h.: achten Sie immer darauf, dass Sie genügend Bescheinigungen haben, und bestellen Sie rechtzeitig neue Bescheinigungen. Selbst erfundene Sehtestbescheinigungen werden die zuständigen Führerscheinstellen nicht akzeptieren.

Sind die Eintragungen zur Person in die Bescheinigung nicht von Ihnen selbst vorgenommen worden, so prüfen Sie diese auf Richtigkeit und Vollständigkeit. Falls erforderlich, sind diese zu korrigieren.

3.3   Die Leitkarte

Wird meist vom Hersteller mitgeliefert: Die Leitkarte enthält eine kurze Beschreibung des Sehtests und die Auflösung der korrekten Landoltring-stellungen.

Manche Leitkarten (z.B. von Rodenstock, bon) sind gleich als Prüfbericht gestaltet, andere dienen lediglich zur Kontrolle der Antworten des Probanden.

3.4   Der Prüfbericht

Der Sehtester ist nach DIN 58220-6 verpflichtet, für jeden Sehtest einen Prüfbericht anzufertigen. Die Prüfberichte bewahren Sie 5 Jahre bei der Sehteststelle auf. Der Prüfbericht ist teilweise direkt kombiniert mit der Leitkarte, oder auch mit dem Durchschlag der Sehtestbescheinigung. Einen Prüfbericht können Sie auch selbst anfertigen.

Der Prüfbericht nach DIN muss folgende Angaben enthalten:
- Angaben zur Prüfstelle und Prüfzeitpunkt (Datum des Sehtests)
- Angaben zur Sehtesteinrichtung und zur Art der Sehzeichen (das verwendete Gerät)
- Angaben zur Person des Prüflings
- Angaben zur angestrebten Führerscheinklasse
- ggf. Angaben Sehhilfen: Brille oder Kontaktlinse (mit oder ohne Sehhilfe)
- Angaben über das Prüfergebnis und Nennung der richtig erkannten Sehzeichen.

Wir bei PRIMEROS haben die Auflösung des Sehtests direkt auf den Durchschlag der Sehtestbescheinigung gedruckt, diese wird bei uns archiviert, enthält alle geforderten Angaben und dient als Prüfbericht. Somit ersparen Sie sich doppelte Schreibarbeit und können anhand des Durchschlags ganz einfach nachvollziehen, ob jemand nachträglich etwas auf der Original-Bescheinigung verändert hat.

Mit dem Prüfbericht können Sie zudem jederzeit beweisen, ob, wie und warum ein Teilnehmer den Sehtest bestanden oder nicht bestanden hat.

3.5   Die Sehteststatistik

Über die durchgeführten Sehtests haben Sie als Sehtester Aufzeichnungen zu führen. Die Aufzeichnungen haben sich nur auf die Anzahl der Tests und das jeweilige erzielte Ergebnis (bestanden / nicht bestanden) zu erstrecken.[7]

Ich empfehle für die Erstellung Ihrer Sehteststatistik eine einfache Tabelle, die Sie mit Ihrem Schreibprogramm oder einer Tabellenkalkulation leicht selbst entwerfen können.

Jeder durchgeführte Sehtest ist in der Sehteststatistik zu dokumentieren. Es wird festgehalten: das Datum, Anzahl der durchgeführten Sehtests, Anzahl der bestandenen und nicht bestandenen Sehtests.

Prüflinge, die den Sehtest wegen vorab nicht bestandener Sehleistung wiederholen, sind statistisch als neuer Fall zu dokumentieren. Probanden,

Sehteststatistik

Kursort: _____

Zeitraum: _____

Nr.	Datum	Anzahl d. Sehtests	bestanden	nicht bestanden
1.				
2.				
3.				
4.				
5.				
6.				
7.				
8.				

Die Sehteststatistik

die den Sehtest abgebrochen haben und wiederholen, sind statistisch wie ein Testfall zu behandeln.

Die Sehteststatistik ist sorgfältig zu führen, und 5 Jahre bei der Sehteststelle zu archivieren. Je nach Bundesland lassen sich die zuständigen Behörden, zumindest bei Optiker-Betrieben und anerkannten Sehteststellen, diese Aufstellungen halbjährlich oder jährlich zusenden.

3.6 Die Sehtest-Anleitung für den Prüfling

Zur Vorbereitung auf den Sehtest kann eine kleine Anleitung für den Prüfling von Vorteil sein. Mit aufgedruckten Landoltringen können Sie den Sehtest einfacher erklären. Dies spart Ihnen und dem Prüfling Zeit, und jeder Prüfling erhält die gleiche standardisierte Anleitung.

Im Download-Bereich der www.sehtesterschulung.de[4] ist bereits eine mehrsprachige Anleitung enthalten.

3.7 Das Handbuch bzw. die Bedienungsanleitung des Sehtestgerätes

Prüfen Sie, ob bei Ihrem Sehtestgerät eine Kurz-Anleitung oder ein Handbuch dabei ist. Wenn nicht: Laden Sie es auf der Internetseite des Herstellers herunter, drucken es aus und legen Sie es zum Gerät.

Bei den modernen Führerschein-Sehtestgeräten (wie dem DOMS Mobile) können Sie, selbst wenn Sie wollten, nichts falsch machen. Bei älteren, oder im Funktionsumfang aufwändigeren Geräten ist es durchaus sinnvoll, bei Unsicherheiten, oder z.B. einem Sicherungswechsel, kurz nachschlagen zu können.

Die Arbeitsanweisung für Sehtester[5] sagt hierzu: „Der Sehtester hat die Bedienungsanleitung bezüglich des Sehtestgerätes des Herstellerwerkes genau zu beachten. Die Bedienungsanleitung ist Bestandteil dieser Arbeitsanweisung und ist stets beim Gerät aufzubewahren."

3.8   Fazit für Schnell-Leser:

- Lesen Sie sorgfältig die Anweisungen auf der „Arbeitsanweisung für Sehtester", und halten Sie sich daran.

- Die Sehtestbescheinigung muss vollständig ausgefüllt sein. Verwenden Sie Ihre Sonntagsschrift.

- Sollten Sie sich verschreiben, nehmen Sie eine neue Bescheinigung.

- „0,7 oder mehr" bedeutet: Sehtest bestanden.

- „0,7 oder weniger" bedeutet: Sehtest nicht bestanden.

- Idealerweise kombinieren Sie Leitkarte (Auflösung des Sehtests) und Prüfbericht. Wichtig: Erstellen Sie für Beweiszwecke für jeden Sehtest einen Prüfbericht.

- Die Sehteststatistik enthält die Anzahl der Sehtests in einem Zeitraum, und das erzielte Ergebnis (bestanden / nicht bestanden).

- Wenn möglich: Erstellen Sie eine Anleitung für den Prüfling, oder drucken Sie sich einen Landoltring aus, anhand dessen Sie den Sehtest erklären können.

- Legen Sie die Bedienungsanleitung (oder das Handbuch) immer griffbereit zum Gerät.

- Bei der Sehteststelle archiviert werden: Die Sehteststatistik, die Prüfberichte.

In diesem Abschnitt zeige ich Ihnen:

- Die Voraussetzungen an die Sehtestgeräte für Sehtestungen nach DIN 58220-6,
- Aufbau, Handhabung, Transport und Lagerung des Sehtestgerätes,
- Wartung und Pflege der Geräte, und:
- Eine Übersicht über aktuelle Sehtestgeräte für den Führerschein-Sehtest.

4.01   Voraussetzungen an die Sehtestgeräte

Zunächst: Für Ihre Sehtests muss ein Sehtestgerät verwendet werden, das der DIN 58220-6 entspricht. Mit diesem Gerät soll nur die Sehleistung für die Ferne geprüft werden und dies auch nur monokular (unter binokularen Bedingungen).

Für die Einhaltung der DIN bezügl. der Normsehzeichen, Leuchtdichte, usw. sind die Hersteller verantwortlich, Sie haben hierauf keinen Einfluss.

Der Führerschein-Sehtest darf nur mit Einblickgeräten durchgeführt werden, denn nur bei diesen kann man sich darauf verlassen, dass die vorgeschriebene Leuchtdichte eingehalten wird.[11] Achten Sie darauf, dass Sie explizit ein Gerät verwenden, dass den Anforderungen des Führerschein-Sehtests nach DIN 58220-6 entspricht.

- Die Prüfung mittels Sehzeichenprojektor, Polatest o.ä. ist also nicht zulässig!
- Das Sehtestgerät muss funktionsfähig und der Einblick frei von Verschmutzungen sein.
- Die Prüfentfernung des Gerätes muss „unendlich" sein. Stellen Sie das Gerät, wenn nötig, auf den Ferntest ein.

Das Normsehzeichen ist der Landoltring, es muss grundsätzlich die Möglichkeit bestehen, den Landoltring in 8 verschiedenen Orientierungen darzubieten. Die Orientierungen auf den Testscheiben sind hierbei 50 / 50 verteilt, bei der Hälfte der Landoltringe ist die Lücke horizontal, bei der anderen Hälfte vertikal.

Anforderung nach DIN 58220-6: Für den straßenverkehrsbezogenen Sehtest müssen zwei unterschiedliche Sätze von je 10 Landoltringen mit den in der Fahrerlaubnisverordnung festgelegten Sehschärfewerten (Visus 0,7) vorhanden sein. In jedem Satz dürfen sich maximal zwei Positionen des Landoltrings wiederholen.

Für Übungszwecke muss der Landoltring mit dem Sehschärfewert 0,32 in zwei verschiedenen geraden und zwei verschiedenen schrägen Stellungen vorhanden sein. Die Anordnung und Richtung der Übungszeichen muss für alle Sätze die Gleiche sein. Hier ein Beispiel:

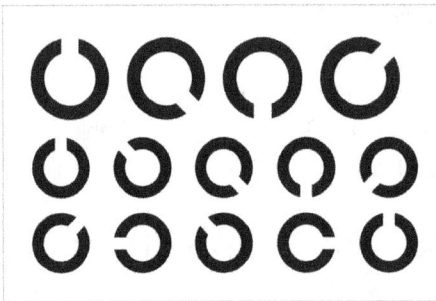

Landoltringe mit dem Visus 0,32 und 0,7

In der Praxis heißt das: Einige Geräte, die mit dem Zusatz „Führerschein-Sehtest" oder „FeV" beworben werden, erfüllen diese Richtlinie überhaupt nicht, und dürfen für den Führerschein-Sehtest auch nicht eingesetzt werden. Entsprechend stelle ich Ihnen im Laufe dieses Kapitels Geräte vor, bei denen Sie nichts falsch machen können.

Denn: Nur durch das genaue Einhalten der Bestimmungen durch die Herstellerfirmen und durch den Sehtester können vergleichbare Bedingungen der Sehschärfeuntersuchung gewährleistet werden.[13]

4.02 Aufbau, Handhabung, Transport und Lagerung des Sehtestgerätes

Das Wichtigste zum Aufbau haben wir schon besprochen, nämlich:
• Achten Sie darauf, dass das Gerät in „normaler" Tischhöhe stabil aufgebaut ist (normkonform sind nach DIN EN 527-1:2011 Tische mit einer Höhe zwischen 720 und 760 mm).

- Stellen Sie die Höhe bzw. den Einblickwinkel des Sehtestgerätes entsprechend ein (sofern dies das Gerät zulässt).
- Prüfen Sie, ob die Linsen frei von Verschmutzungen sind.
- Stellen Sie das Gerät so auf, dass eventuelle Störungen (z.B. einfallendes Sonnenlicht) vermieden werden.
- Reinigen Sie vor jedem Sehtest die Vorderseite des Gerätes.
- Legen Sie sich die erforderlichen Unterlagen (Bescheinigungen, Leitkarte/Prüfbericht und Schreibzeug) bereit.

Zu allen u.g. Sehtestgeräten gibt es von den Herstellern spezielle Koffer zum Transport und zur Aufbewahrung. Diese sind mit Schaumstoff-Polstern ausgestattet, sodass das Sehtestgerät ordentlich gelagert werden kann, und beim Transport stoßgeschützt ist.

Das Problem: Diese Transportkoffer sind relativ teuer. Sollte an Ihrer Sehteststelle kein Koffer zur Aufbewahrung vorhanden sein: Lagern Sie Ihr Gerät bitte staubgeschützt. Manche Hersteller liefern hierzu eine Staubabdeckung mit – Wenn Sie keine haben: genügt hierzu eine große Kunststofftüte ohne Löcher.

Bei modernen Geräten wie dem DOMS Mobile ist dies nicht zwingend notwendig (schützt aber das Gerät), bei älteren Geräten wie z.B. den Rodenstock-Geräten, die über Lüftungsschlitze verfügen, haben Sie nach 1–2 Jahren ein verstaubtes Geräteinneres inkl. der Spiegel und Sehtestscheiben. Und eine Reinigung bei der Vistec AG (ca. 300,00€ zzgl. USt) schlägt teurer zu Buche, als die einmalige Investition in einen Koffer.

Verwenden und lagern Sie das Gerät zudem möglichst nicht in feuchten oder staubigen Räumen.[25] Transportieren und lagern Sie das Gerät immer aufrecht. Wenn Sie das Gerät ohne Koffer transportieren achten Sie darauf, dass Sie es an der Basis festhalten.

Wenn das Gerät verschiedenartige Tests zulässt, muss am Gerät der „Ferntest" eingestellt werden.

Wenn sich an Ihrem Gerät die Augen einzeln abblenden lassen, achten Sie darauf, dass der Einblick für beide Augen geöffnet ist (in beiden Öffnungen sehen Sie das Leuchten des Leuchtmittels).

Machen Sie sich vor Verwendung des Gerätes mit der Gebrauchsanweisung und der Leitkarte (vor allem der Anordnung der Landoltringe) vertraut.

4.03 Wartung und Pflege des Sehtestgerätes

Vor Beginn des Sehtests überprüfen Sie das Sehtestgerät auf einwandfreie Funktion, insbesondere auf Verschmutzungen des Geräteeinblicks. Die „Arbeitsanweisung für Sehtester"[5] weist uns darauf hin:
„Der Sehtester hat das gesamte Gerät pfleglich zu behandeln und auftretende Mängel sofort dem Leiter der Sehteststelle zu melden. Der Sehtester hat sich jeweils vor Inbetriebnahme des Gerätes über dessen volle Funktionsfähigkeit zu überzeugen und eine Kontrolle der Lampen auf Leuchtdichteunterschiede durch Vergleich vorzunehmen. Bei Nachlassen der Leuchtkraft einer Lampe ist diese auszuwechseln. Der Sehtester hat dafür zu sorgen, dass eine Ersatzlampe stets funktionsbereit vorhanden ist."

Für Sie heißt das: Schauen Sie nach dem Anschalten kurz durch den Geräteeinblick in das Gerät hinein (Testen der Leuchtdichte). Sehen Sie die Landoltringe vor dem beleuchteten Hintergrund?

Bei Geräten mit LEDs: Hier kann es tatsächlich sein, dass eine Seite hell, und die andere Seite dunkel ist, z.B. durch einen Haarriss auf der Platine.

Bei Geräten mit Glühbirne: Diese brennt alle paar hundert Stunden durch, und muss ersetzt werden.

In beiden Fällen ist es nicht mehr möglich, einen Sehtest durchzuführen. Das LED-Gerät muss zur Reparatur zum Hersteller geschickt werden. Bei einem Gerät mit Glühbirne müssen Sie die Glühbirne wechseln (siehe „Wechsel der Glühlampe").

Ansonsten gilt: Der Hintergrund der Sehzeichen muss einheitlich hell erscheinen und darf keine Änderungen in der Farbe oder der Struktur aufweisen, die auf die Orientierung der Sehzeichen hinweisen könnten.[8]

Allgemeine Hinweise zum Wechseln der Lampe:
- Schalten Sie vor dem Öffnen des Gerätes den Netzschalter aus, und ziehen Sie auch unbedingt den Netzstecker.
- Stellen Sie sicher, dass Sie nur Ersatzbirnen verwenden, die die vorgeschriebene Nennleistung haben.
- Vermeiden Sie die Berührung der brennenden Birne, wenn Sie die Lampe auswechseln, da sie extrem heiß sein kann. Stellen Sie beim Austauschen sicher, dass sowohl die neue Lampe, als auch die neue Ersatzlampe richtig funktioniert.[25]

Allgemeine Hinweise zum Wechseln der Sicherung:
- Schalten Sie vor dem Öffnen des Gerätes den Netzschalter aus, und ziehen Sie auch unbedingt den Netzstecker.
- Stellen Sie sicher, dass Sie nur Sicherungen verwenden, die die vorgeschriebene Nennleistung haben.
- Die Sicherung besteht aus einem Glasröhrchen mit Metallkappen an beiden Seiten. In dem Röhrchen verläuft ein Draht (der Schmelzleiter). Ist dieser Draht an einer Stelle unterbrochen, müssen Sie die Sicherung auswechseln. Ich empfehle Ihnen, immer mindestens eine Ersatzsicherung beim Gerät aufzubewahren
- Wechseln Sie die Sicherung entsprechend dem Handbuch.

Unabhängig von den beschriebenen Wartungsarbeiten (Birne wechseln, ggf. Sicherung austauschen) gilt: Bauen Sie das Gerät nicht auseinander! Damit die Sicherheit und Leistungsfähigkeit des Gerätes erhalten bleibt, sollten sonstige Wartungsarbeiten nur von Servicetechnikern durchgeführt werden.

Wenden Sie sich an Ihren Händler (oder den Hersteller), falls erforderlich, um ggf. eine Reparatur oder Wartungsarbeiten vornehmen zu lassen.

Das Sehtestgerät sollte periodisch mit einem weichen Lappen entstaubt werden. Zum Reinigen der optischen Teile sollten nur weiche, nicht fusselnde Optikputztücher, ggf. ein feuchtes Hirschleder verwenden. Die Benutzung von Lösungsmitteln ist zu vermeiden.[27]

Neben dem Reinigen der Ocularlinsen und der Kopfstütze vor und nach jedem Probanden empfiehlt es sich, die Außenseite des Geräts mit einem weichen Tuch und einer milden Seifenlösung (Spülmittel) zu reinigen. Empfohlen werden folgende Wartungsintervalle:

Reinigen / Desinfizieren der Kopfstütze:	Nach jedem Prüfling
Reinigung der Vorderseite des Geräts:	Nach jedem Prüfling
Inspektion / Prüfung des Geräts:	An jedem Tag, an dem das Gerät genutzt wird
Reinigung der vorderen Testlinsen:	An jedem Tag, an dem das Gerät genutzt wird
Reinigung der Außenseite des Geräts:	Wöchentlich

Achten Sie zudem darauf, dass kein Reinigungsmittel in das Geräteinnere eindringt.[29]

Zusammengefasst – Was sollten Sie idealerweise bei Ihrem Gerät zur Hand haben?
• Eine Ersatzglühbirne (außer bei LED-Geräten),
• Ersatzsicherung (wenn nötig),
• einen Staubschutz und
• das Handbuch.

4.04 Testgeräte nach DIN 58220-6 – Die aktuellen Sehtestgeräte im Überblick

Ziel dieses Kapitels ist es, Ihnen einen Überblick über die am häufigsten eingesetzten Sehtestgeräte für den Führerschein-Sehtest zu vermitteln: die Geräte von DOMS, Block, bon, Rodenstock und Topcon.

Nicht mehr alle dieser Geräte werden produziert; da aber diese Geräte vielfach im Einsatz sind stelle ich Sie Ihnen hier kurz vor. Im Anhang 3 –

Weitere Geräte, welche die Sehschärfe gemäß DIN 58220-6 prüfen (nach DOG)[13] erhalten Sie zudem eine Übersicht aller (theoretisch) zugelassenen Sehtestgeräte (nach DOG), die für den Führerschein-Sehtest eingesetzt werden können.

Meine Empfehlung: sollten Sie noch kein Sehtestgerät besitzen, ist ganz klar das „Mobile" vom Hersteller DOMS die Wahl. Genauere Informationen finden Sie im Text.

Will man die bestehenden Sehtestgeräte klassifizieren, ist dies nicht so einfach: Die Geräte sind für unterschiedliche Zielgruppen und Anwendungszwecke entworfen und gebaut. Die Geräte unterscheiden sich deshalb nicht nur optisch voneinander, sondern v.a. technisch. Und wichtig für Sie: im Preis und Wartungsaufwand.

Es gibt Geräte, die speziell für den Führerschein-Sehtest entwickelt und gebaut wurden, hier können Sie nicht viel falsch machen. Andererseits gibt es Geräte, mit denen lässt sich (nebenher) auch ein Führerschein-Sehtest durchführen, aber eben auch eine Reihe anderer Untersuchungen. Diese Geräte sind optimal für Augenärzte.

Neuere Geräte arbeiten mit LEDs (weißen Lumineszenzdioden), die eine nahezu unbegrenzte Lebensdauer haben und für eine konstante Helligkeit und Farbreinheit über die gesamte Betriebsdauer garantieren. Der Wartungsaufwand und die damit verbundenen Kosten sind geringer, da das Leuchtmittel nicht gewechselt werden muss, zudem entwickeln diese Geräte fast keine Wärmestrahlung.

Eine weitere Unterscheidung ist die Mobilität: die einen Geräte sind schwer, haben ein bewegliches Geräteinneres und sind deshalb für den Transport nur bedingt geeignet. Andere Geräte sind leicht und besitzen sogar einen Akku.

So, nun aber genug der allgemeinen Worte: Hier kommen Sie, die derzeit relevanten Führerschein-Sehtestgeräte. Beachten Sie hier bitte ergänzend zu den Kurzbeschreibungen in jedem Fall die Bedienungsanleitung und ggf. Warnhinweise im Handbuch und direkt am Gerät.

4.05   DOMS Sehtestgerät „Mobile" (meine Empfehlung)

Das DOMS Mobile ist ein mobiles, kompaktes und leichtes (nur 3,5 kg) Einblickgerät, speziell hergestellt für den straßenverkehrsbezogenen Sehtest. Einfach für den Sehtester: Am Gerät müssen keinerlei spezielle Einstellungen vorgenommen werden: Das Gerät ist ausschließlich hergestellt für die Prüfung der Sehschärfe unter Tageslichtbedingungen nach DIN 58220-6.

Zum Gerät gibt es einen passenden Transportkoffer. Ich empfehle das Gerät darin zu lagern und ggf. damit zu transportieren.

Das Mobile ist ein Gerät neuerer Bauart und hat keine störanfälligen Lampen, sondern weiße LEDs verbaut.[27] Ein Lampenwechsel ist somit hinfällig. Das Gerät ist qualitativ hochwertig verarbeitet, besteht aus Aluminium, und der Einblick lässt sich stufenlos individuell an den Prüfling anpassen.

Das Gerät verfügt nicht über einen Kaltgerätestecker, sondern die Stromzufuhr erfolgt über ein Netzteil, das sich direkt im Stecker des Stromkabels befindet. Außerhalb des Netzteils liegt nur Schutzkleinspannung vor, weshalb das Gerät keine eigene Sicherung benötigt. Im Kurzschlussfall spricht eine Thermosicherung im Steckernetzteil an, die nach Abkühlung wieder einschaltet.[27]

Durch die geringe Wärmeentwicklung von LEDs ist das Gerät geschlossen, Staub und Schmutz können praktisch nicht in das DOMS Mobile hineingelangen.

Der Wartungsaufwand bei diesem Gerät liegt also bei null.

Die Testscheibe enthält 6 Prüftafeln, die durch Drehen der Testscheibe dem Prüfling nacheinander dargeboten werden. Die Nummer der eingestellten Testscheibe sehen Sie am sichtbaren Rand der Testscheibe, oben am Gerät.

Tafel 1 (und 4*)   enthalten die Sehzeichen für die monokulare
                   Prüfung des rechten Auges
Tafel 2 (und 5*)   enthalten die Sehzeichen für die monokulare
                   Prüfung des linken Auges
Tafel 3 (und 6*)   enthalten die Sehzeichen für die binokulare Prüfung

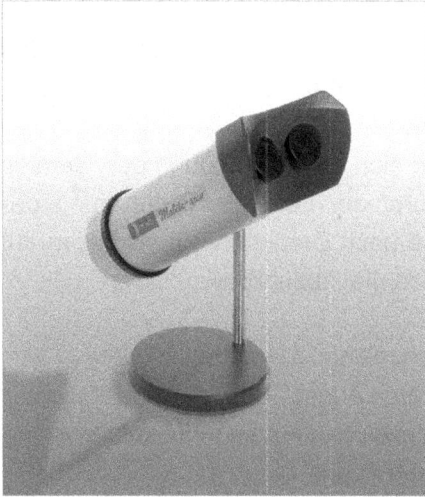
Sehtestgerät DOMS Mobile

*Wiederholungstest

Ein paar Hinweise: Machen Sie sich vor Verwendung des Gerätes mit der Gebrauchsanweisung und der Leitkarte (Anordnung der Landoltringe) vertraut. Achten Sie beim Drehen der Testscheibe auf exaktes Einrasten, um beim Sehtest einen sichtbaren Höhenversatz zu vermeiden.

Vor einigen Jahren sind bei uns immer wieder die mitgelieferten Netzteile auseinandergefallen und waren defekt. Ersatznetzteile mussten wir teuer beim Hersteller beziehen, hierüber habe ich mich mehrfach geärgert. DOMS hat zwischenzeitlich diesen Fehler erkannt. Bei den Geräten, die in den letzten Jahren geliefert wurden, waren hochwertigere Netzteile dabei, von denen bis heute keines mehr kaputt gegangen ist.

Lieferbar ist das Gerät in Silberaluminium und Weiß (Sonderfarbe). Wahlweise können Sie das Gerät mit Netzanschluss oder mit Akku und Steckerladegerät beziehen. Mit voll aufgeladenem Akku ist ein mobiler Betrieb bis zu 30 Stunden (Herstellerangabe) möglich.[27]

Erforderliche Wartungsarbeiten: Keine.

4.06   Das Block-Sehtestgerät „TOPAS"

Das Sehtestgerät TOPAS ist ein kompaktes Einblickgerät mit unendlicher Prüfentfernung. Es ist speziell für den straßenverkehrsbezogenen Sehtest gebaut und enthält entsprechend nur Landoltringe – dies macht es für den Sehtester verbreitet. Der Einblickwinkel lässt sich verstellen, also an den Prüfling anpassen.

Die verbaute Testscheibe enthält 6 Prüftafeln, die durch Drehen der Testscheibe dem Prüfling nacheinander dargeboten werden.[3] Das Gerät ist also ähnlich leicht zu handhaben wie das DOMS Mobile, allerdings ist die Wartung aufwendiger.

Ein paar Hinweise: Machen Sie sich vor Verwendung des Gerätes mit der Gebrauchsanweisung und der Leitkarte (Anordnung der Landoltringe) vertraut. Achten Sie beim Drehen der Testscheibe auf exakte Rastung, um das Testbild zentral abzubilden.

Tafel 1 (und 4*)   enthalten die Sehzeichen für die monokulare
                    Prüfung des rechten Auges.
Tafel 2 (und 5*)   enthalten die Sehzeichen für die monokulare
                    Prüfung des linken Auges.
Tafel 3 (und 6*)   enthalten die Sehzeichen für die binokulare Prüfung.

*Wiederholungstest
Sollte das Gerät trotz fachgerechtem Aufbau kein Bild anzeigen, kann dies an der Glühbirne oder einer durchbrannten Sicherung liegen.

Ggf. erforderliche Wartungsarbeiten: Lampenwechsel, Sicherungs-wechsel, Reinigung der Testscheibe.

Lampenwechsel:
- Beachten Sie die allgemeinen Hinweise (siehe 4.03 Wartung und Pflege des Sehtestgerätes), Stecker ziehen usw.
- Zuerst unbedingt die Prüftafel Nr.1 oder Nr.6 einschwenken.
- Anschließend die zwei Imbusschrauben an der Geräterückseite lösen, dabei das Lampenhaus mit einer Hand festhalten und anschließend aufklappen.
- Die defekte Lampe aus der Fassung ziehen und ersetzen. Nur folgende Energiesparlampen verwenden: Osram DULUX S 5W/21 - Lichtfarbe 21 hellweiß.
- Gehäuserückseite wieder befestigen.[3]

Sicherungswechsel:
- Die Netzanschlusseinheit besteht aus Netzschalter, Sicherungshalter und Netzanschlussdose. Nach Abziehen des Netzkabels kann mit

einem spitzen Gegen-
stande der Sicherungs-
halter herausgezogen
werden.

- Der Sicherungshalter
gibt gleichzeitig eine
Ersatzsicherung frei, die
gegen die defekte auszu-
tauschen ist. Folgende
Sicherungen sind zu ver-
wenden: 250 V 200 mA mT
(mittelträge).

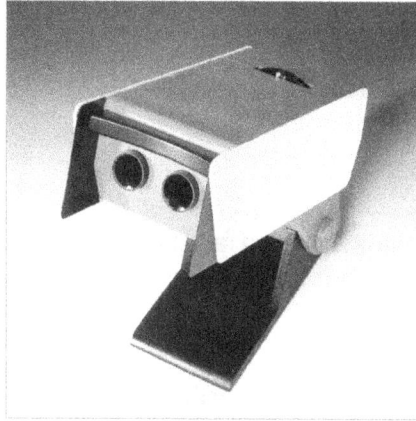

Sehtestgerät Block TOPAS

Reinigung der Sehtestscheibe:

- Nach Öffnen des Lampenhauses ist die Reinigung der Testscheibe und der weißen Reflektorflächen möglich. Dazu eignet sich ein weicher Haarpinsel.
- Vor Öffnen des Lampenhauses Netzstecker ziehen und Prüftafel Nr. 1 oder Nr. 6 einschwenken.
- Zur Reinigung der weißen Reflektorflächen keine Lösungsmittel verwenden!

4.07   bon Sehtestgerät „FT-2"

Ein häufig verwendetes Sehtestgerät ist das „FT-2", der Nachfolger des „BFT-1". Dieses Sehtestgerät ist ebenfalls ein Einblickgerät zur Untersuchung des Sehens in der Ferne und speziell für den straßen-verkehrsbezogenen Sehtest nach DIN 58220-6 verwendbar.[26]

Im Gegensatz zu den anderen vorgestellten Sehtestgeräten ist dieses Exemplar verhältnismäßig schwer – man kann auch sagen: robust und langlebig. Das Gerät ist standardmäßig lieferbar in Silber oder Taubenblau.

Mit der Drehscheibe an der Oberseite des Gerätes stellen Sie den gewünschten Test ein. Die Nummer des Tests muss sich dabei in der Mitte der sichtbaren Zahlen befinden, die Testscheibe rastet hör- und fühlbar ein.

Die Tests 1 (rechtes Auge), 2 (linkes Auge) und 3 (binokular) sind für den Führerschein-Sehtest relevant, ein zweiter Satz von Landoltringen für die Wiederholungstests befindet sich auf den Teststellungen 10, 11 und 12.[26]

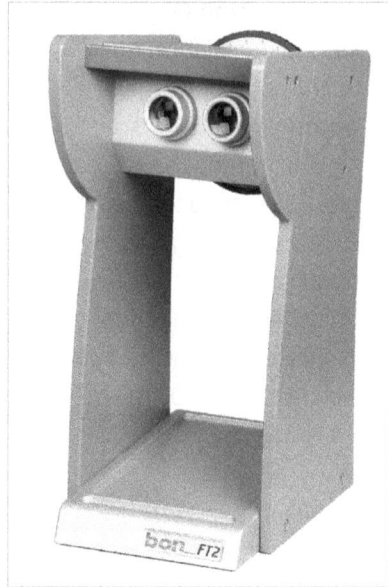

Sehtestgerät FT-2

Vorteile des Gerätes: Es verfügt über LEDs, nicht über Glühbirnen, d.h. die Wartungsarbeiten beschränken sich auf ein Minimum – ein Lampenwechsel entfällt. Laut Hersteller haben die LEDs eine garantierte Betriebsdauer von 100.000 Stunden[26], dies entspricht einer Lebensdauer von fast 12 Jahren – bei Dauerbetrieb. Da Sie das Gerät allerdings täglich nur ein paar Minuten verwenden werden sind die LEDs aller Wahrscheinlichkeit nach für die Ewigkeit.

Im Lieferumfang befindet sich eine u.a. eine Staubschutzhaube.

Ein deutlicher Nachteil: Der Einblickwinkel des Gerätes kann nicht verändert werden. Um den Einblick bei verschieden großen Personen zu verändern brauchen Sie beispielsweise einen höhenverstellbaren Stuhl.

Strom bezieht das FT-2 über ein Netzteil. Dieses wird irgendwann naturgemäß seinen Geist aufgeben, ein Ersatznetzteil erhalten Sie ebenfalls beim Hersteller oder Ihrem Händler. Ein schönes Feature ist der integrierte Akku im Gerät: Mit voll aufgeladenem Akku ist ein netzunabhängiger Betrieb bis zu 75 Stunden[26] möglich.

Beim Hersteller oder Ihrem Händler gibt es passend zum FT-2 einen speziellen Aluminium-Transportkoffer. Dieser ist sicherlich nicht ganz billig, aber absolut empfehlenswert.

Ein paar Hinweise: Machen Sie sich vor Verwendung des Gerätes mit der Gebrauchsanweisung und der Leitkarte (Anordnung der Landoltringe) vertraut. Achten Sie beim Drehen der Testscheibe auf exakte Rastung, um das Testbild zentral abzubilden. In der aktuellen Version des Benutzerhandbuchs (10-2014) sowie den vorangegangenen Benutzerhandbüchern befindet sich ein Fehler (Seite 10): Hier wird im Rahmen des Führerscheinsehtests eine binokulare Untersuchung („Test 3") beschrieben. Diese gehört aber ausdrücklich nicht zum Führerschein-Sehtest (siehe DIN 58220-6)[7]. Lassen Sie die binokulare Prüfung für einen ordnungsgemäßen Sehtest (im bon-Handbuch: „Test 3") weg!

Ggf. erforderliche Wartungsarbeiten: Sicherungswechsel:
- Trennen Sie vor dem Sicherungswechsel das Gerät vom Netzteil.
- Die Sicherung finden Sie auf der Rückseite des Gerätes.
- Schrauben Sie den Sicherungshalter auf.
- Ziehen Sie die Sicherungskappe mit der Sicherung heraus.
- Tauschen Sie die defekte Sicherung gegen eine neue Sicherung, verwenden Sie hierfür Feinsicherungen des Typs T 150 mA.
- Schieben Sie die Sicherungskappe wieder ein, und verschließen Sie den Sicherungshalter wieder.

4.08   Rodenstock-Geräte (mit Testscheibe 114)

Die Sehtestgeräte von Rodenstock gehören zur höheren Klasse der Einblick-Sehtestgeräte. Der Hersteller baute jahrzehntelang Sehtestgeräte, sie gelten heute noch als zuverlässig und lassen sich dank leicht auswechselbarer Scheiben für unterschiedlichste Untersuchungen verwenden. Produziert werden die Geräte nicht mehr, der erforderliche Service wird aber über die Firma Vistec AG durchgeführt.

Bei allen Rodenstock-Geräten lässt sich der Einblickwinkel auf die Augenhöhe des Prüflings einstellen, bei den älteren Geräten (R10,

R11, R12) durch Neigen des Geräteoberteils[30], bei den neueren Geräten (R20, R21, R22) durch Anheben des Geräteoberteils in die für den Prüfling optimale Höhe.[29]

Achtung: Die Rodenstock-Geräte R3, R4, R5, R7 und R8 entsprechen nicht mehr den heutigen Sicherheitsanforderungen und es stehen bereits seit dem Jahr 2006 keine Ersatzteile mehr zur Verfügung.

Wichtig: Bei den Rodenstock-Geräten ist es unabdingbar, dass Sie die Sehtestscheibe 114, Teststellung 2 verwenden – nur mit dieser ist ein richtlinienkonformer Führerschein-Sehtest möglich. Der Wiederholungstest befindet sich auf Teststellung 3.

Im Lieferumfang enthalten ist neben allerlei Zubehör auch eine Schutzhaube, ein Staubpinsel und ein Reinigungstuch (vorbildlich!), erhältlich ist auch eine Art Transportkoffer, den ich für Lagerung und Transport uneingeschränkt empfehlen kann.

Je nach Ausführung sind an den Rodenstock-Geräten einige Einstellungen möglich, darunter ein Hyperopieknopf, ein Nahknopf, ein separater Nah- / Fernknopf oder auf der Oberseite (R10, R11, R12) oder Rückseite (R20, R21, R22) ein Schwenkblendenhebel. Die genauen Funktionen sind im Handbuch ausführlich erklärt.[29]

Ideal für den Führerschein-Sehtest ist das Rodenstock R20. Jedoch ist mit eingelegter Testscheibe 114 ein Führerschein-Sehtest mit allen Geräten möglich.

Wichtig: Achten Sie in jedem Fall darauf, dass das Gerät auf „Ferne" gestellt ist (wenn dies bei Ihrer Ausführung möglich ist). Sollen mit dem Gerät nur Führerschein-Sehtests durchgeführt werden ist es empfehlenswert, alle sonstigen Einstellungen einmal auf „neutral" zu stellen, und sie dort zu belassen. Weisen Sie Ihre Kollegen entsprechend ein, damit niemand an den Einstellungen herumspielt.

Vorteile der Rodenstock Geräte: Das Sehtestgerät hat kein Netzteil, sondern ein normales Kaltgerätekabel, ideal für stationäre Sehteststellen. Der Einblickwinkel ist verstellbar, und der Lieferumfang ist vorbildlich. Alle Zeichen für den Führerschein-Sehtest befinden sich auf einer einzigen Teststellung der Testscheibe, es muss also während des Sehtests nicht herumgeschaltet werden.

Nachteile des Gerätes: Die Rodenstock-Geräte sind durch ihre Multifunktionalität recht teuer, zudem für Laien, die nur den Führerschein-Sehtest durchführen sollen kompliziert. Bei nicht sachgerechter Bedienung kann man hier einiges falsch machen. Das Gerät verfügt über Lüftungsschlitze, wird es nicht ordentlich gelagert, kann es (innerlich)

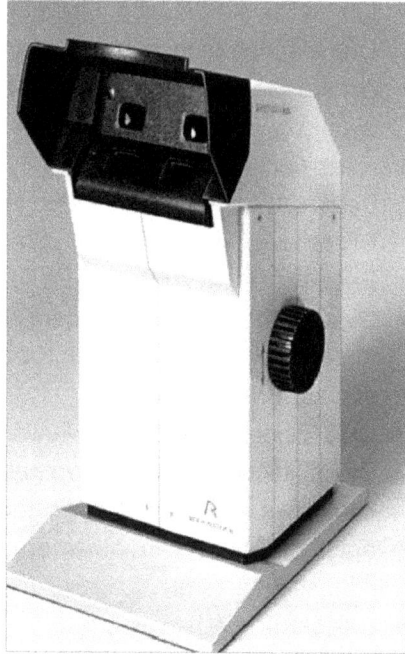

Rodenstock Sehtestgerät R20

verstauben. Es verfügt über Röhrenlampen und Sicherungen, v.a. erstere werden Sie regelmäßig austauschen müssen.

Mein Fazit: Dieses Gerät ist ideal für Augenoptiker und Augenärzte, die eine Reihe verschiedener Untersuchungen durchführen möchten. Für reine Sehteststellen sind die Rodenstock-Geräte überdimensioniert.

Ggf. erforderliche Wartungsarbeiten: Scheibenwechsel, Lampenwechsel, Sicherungswechsel.

Scheibenwechsel:
Werden mit Ihrem Rodenstock-Gerät verschiedene Sehtests durchgeführt, müssen Sie für die Führerschein-Sehtests jeweils die Testscheibe 114 einlegen, der Wechsel erfolgt auf der Rückseite des Gerätes:
• ziehen Sie eine ggf. vorhandene Testscheibe heraus, dabei muss etwas Kraft angewendet werden, um die Kugelraste zu überwinden.

- führen Sie die Scheibe mit der kleinen Nase voran unter leichtem Druck in den Einschubschlitz ein, bis sie spürbar einrastet.
- Achten Sie darauf, dass die Scheibenbeschriftung nach oben weist.

Lampenwechsel:
- Beachten Sie die allgemeinen Hinweise (siehe 4.03 Wartung und Pflege des Sehtestgerätes), Stecker ziehen usw.
- Entnehmen Sie zunächst die Testscheibe.
- Die Geräteabdeckung auf der Rückseite öffnen (bei älteren Geräten muss diese noch mit einem Kreuzschlitz-Schraubenzieher aufgeschraubt werden).
- Die in Rodenstock Geräten verwendeten Lampen verfügen über einen Bajonettsockel: Die Birne entnehmen (hineindrücken, ca. 45 Grad nach links drehen, und dann herausziehen) und durch eine Neue ersetzen (einsetzen, hineindrücken, und nach Rechtsdrehung einrasten lassen).
- Das Gerät wieder verschließen, Sehtestscheibe wieder einsetzen.
- Ersatzlampe: „230V, 15W, matt"[29]

Sicherungswechsel:
- Beachten Sie die allgemeinen Hinweise (siehe 4.03 Wartung und Pflege des Sehtestgerätes), Stecker ziehen usw.
- den Sicherungseinschub (bei neueren Geräten) finden Sie beim Netzanschluss auf der Rückseite, bei den älteren Geräten auf der rechten Seite (auch beim Netzanschluss).
- diesen mithilfe eines kleinen Schraubendrehers lockern, und herausziehen (bei älteren Geräten: Mit einer Münze o.ä. herausdrehen).
- Sicherungen wechseln, und Gerät wieder verschließen

Sicherung: bei R20, R21, R22: „2x T 0,5 A"[29], und bei R10, R11, R12: „2x 0,16 A"[30]

4.09 Topcon Screenoscope SS-3

Der Hersteller Topcon hat mit dem „SS-3" Sehprüfgerät ebenfalls ein Gerät hergestellt, mit dem Führerschein-Sehtests möglich sind.

Auch wenn ich das SS-3 im Rahmen von Führerschein-Sehtests bislang eher selten gesehen habe: Das Gerät wird nach wie vor produziert und verkauft, deshalb nehme ich es hier in die Auflistung relevanter Geräte mit auf.

Das Gerät zeichnet sich im Vergleich zum Schwergewicht bon FT-2 durch ein sehr geringes Gewicht aus, und ist deshalb auch leicht zu transportieren.

Wichtig: Auch für dieses Gerät gibt es verschiedene Testscheiben, die sich in der Art der Sehzeichen unterscheiden. E-Haken und Landoltringe gehören beide zum Standardzubehör. Achten Sie vor dem Durchführen der Sehtests darauf, dass sich im Gerät die Tafeln mit den Landoltringen befinden.

Beim Standardzubehör ist neben den Leitkarten, Benutzerhandbuch, Silikontuch und Ersatzlampen zudem auch eine Staubschutzhülle aus Polyvinylchlorid dabei.

Leider lässt sich an diesem Gerät der Neigungswinkel nicht verstellen, wie beim FT-2 müssen Sie auch hier mit einem höhenverstellbaren Stuhl improvisieren.

Die Sehteste mit dem SS-3 können durchgeführt werden für die Ferne (5 Meter) oder Nähe (30 Zentimeter). An der rechten Seite befindet sich ein Hebel, mit dem zwischen den Entfernungen gewechselt werden kann. Wichtig: Achten Sie darauf, dass das Gerät auf „Ferne" gestellt ist.[24]

Ansonsten ist dieses Sehtestgerät einfach zu bedienen: Es besitzt nur einen Knopf (Ein- / Ausschalter), den Schalter um zwischen Nah- und Ferntest zu wechseln und den Drehschalter, um die eingelegte Sehtestscheibe zu drehen (und damit die Testkarte zu wechseln).

Sollte das Gerät trotz fachgerechtem Aufbau kein Bild anzeigen, kann dies an der Glühbirne oder einer durchbrannten Sicherung liegen.

Nachteile dieses Gerätes: Komplizierte Wartungsarbeiten (sowohl der Scheiben- , als auch der Lampenwechsel), und: Der Einblickwinkel kann am Gerät selbst nicht eingestellt werden.

Ggf. erforderliche Wartungsarbeiten: Scheibenwechsel, Lampenwechsel, Sicherungswechsel.

Scheibenwechsel:
- Lösen Sie die Schraube für die Basisabdeckung am Fuß des Gerätes, hier finden Sie die Testkarten.
- Nehmen Sie die gewünschte Karte heraus. Berühren Sie dabei nicht die Kartenoberfläche.
- Lösen Sie die Schraube für den Kartenwechsel auf der gegenüberliegenden Seite vom Drehschalter, und öffnen Sie die Abdeckung.
- Aktivieren Sie den Karten-Stopper.
- Entfernen Sie die evtl. vorhandenen Testkarten, und legen Sie die gewünschten Testkarten ein.
- Setzen Sie den Karten-Stopper wieder auf seine Originalposition zurück.
- Schließen Sie Basis- und Kartenabdeckung wieder.

Lampenwechsel:
- Beachten Sie die allgemeinen Hinweise (siehe 4.03 Wartung und Pflege des Sehtestgerätes), Stecker ziehen usw.
- Entfernen Sie die Abdeckung der Glühlampe an der Rückseite des Gerätes, indem Sie die Befestigungsschraube lösen. Sie sollten also beim Gerät immer einen Schlitz-Schraubenzieher griffbereit haben.
- Entfernen Sie die Lampenabdeckung.
- Die Ersatzbirne ist eine handelsübliche Glühlampe mit (220V, 25W) bewahren Sie immer mind. 1 Ersatzbirne beim Gerät auf.
- Verschließen Sie das Gerät wieder.

Die Sicherung:

- Beachten Sie die allge-
  meinen Hinweise (siehe
  4.03 Wartung und Pflege
  des Sehtestgerätes),
  Stecker ziehen usw.
- Die Sicherung befindet
  sich in einem Kunststoff-
  gehäuse, direkt neben
  dem Ein- / Ausschalter.
  Dieser Sicherungshalter
  kann mit der Hand gegen
  den Uhrzeigersinn auf-
  geschraubt werden.
- Ersetzen Sie die Fein-
  sicherung, hier widerspre-
  chen sich die Bedienungs-
  anleitung (250V, 1Ah) und das Benutzerhandbuch (125V, 0,5 Ah).
- Auf Rückfrage beim Hersteller erhielt ich die Antwort: 250V/1A.
- Verschließen Sie den Sicherungshalter wieder.

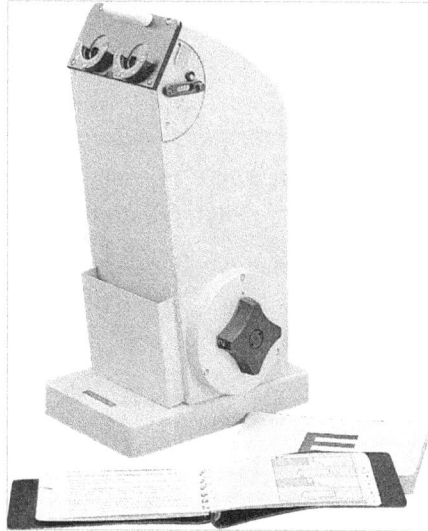

Weitere Sehtestgeräte für den Führerschein-Sehtest (nach DOG) finden
Sie in Anhang 3.

Sehtestgerät SS-3

71

4.10   Fazit für Schnell-Leser:

- Ihr Sehtestgerät muss der DIN 58220-6 entsprechen. Lassen Sie sich dies vom Händler oder Hersteller bestätigen bzw. beachten Sie den Verkaufsprospekt.

- Lagern und behandeln Sie Ihr Sehtestgerät pfleglich, bauen Sie es so auf, dass die Sehtests ordnungsgemäß durchgeführt werden können.

- Reinigen und warten Sie Ihr Sehtestgerät regelmäßig, beachten Sie hierzu die Herstellerhinweise.

- Machen Sie sich mit Ihrem Sehtestgerät vertraut, lesen Sie das Handbuch bzw. die Bedienungsanleitung.

Vielen Dank!

Wenn Sie selbst die Ausbildung zum Sehtester machen möchten, um Führerschein-Sehtests durchzuführen empfehle ich Ihnen meine Sehtester-Schulung unter www.sehtesterschulung.de.

In diesem Online-Lehrgang lernen Sie alles, was Sie über den Führerschein-Sehtest wissen müssen, aufgeteilt in sinnvolle Video-Lehreinheiten. Eine umfassendere und bessere Ausbildung gibt es auf dem deutschen Markt nicht.

Hat Ihnen dieses Buch gefallen? Ziel dieses Buches ist es, Sie mit den Anforderungen des Führerschein-Sehtests vertraut zu machen und Sie bei der Arbeit als Sehtester zu unterstützen.

Sollten Sie noch Fragen haben, die in diesem Buch nicht beantwortet wurden, können Sie mich gerne über die Internetseite www.sehtester-buch.de kontaktieren. Kostenfreie Updates zum Thema Führerschein-Sehtest erhalten Sie hier ebenfalls – tragen Sie sich einfach in den Newsletter ein, und Sie bleiben up to date.

Wenn Ihnen dieses Buch gefallen hat, oder wenn es Sie bei der Arbeit als Sehtester unterstützen konnte freue ich mich über eine kurze Bewertung – am einfachsten direkt bei amazon.de.

Ihr

Jan Christof Lehr

Anhang:

1. Quellen
2. Arbeitsanweisung für Sehtester
3. Weitere Geräte, welche die Sehschärfe gemäß DIN 58220-6 prüfen (nach DOG)[13]
4. Bildrechte

Anhang 1   Quellen

Literaturverzeichnis

[1] Fahrerlaubnisverordnung (FeV), §12 der FeV, „Sehvermögen", in der Fassung des Inkrafttretens vom 01.05.2014, 2014.

[2] Fahrerlaubnisverordnung (FeV), Anlage 6 (zu §§ 12, 48 Abs. 4 und 5) der FeV, in der Fassung des Inkrafttretens vom 01.05.2014, 2014.

[3] Block GmbH, Gebrauchsanweisung Sehtestgerät Block TOPAS inkl. Anlagen, 44379 Dortmund, 2004.

[4] Lehr, Jan Christof, Sehtester-Schulung unter sehtesterschulung. de, 2015.

[5] Regierungspräsidium Gießen, Arbeitsanweisung für Sehtester (für amtlich anerkannte Sehteststellen), 35390 Gießen, 2010.

[6] Landesinnung der Augenoptiker von Schleswig-Holstein, Merkblatt für amtlich anerkannte Sehteststellen, 30159 Hannover.

[7] DIN Deutsches Institut für Normung e.V., DIN 58220-6:2013-09, 10787 Berlin: Alleinverkauf durch Beuth Verlag GmbH, Berlin, 2013.

[8] DIN Deutsches Institut für Normung e.V., DIN EN ISO 8596:2009-10, 10787 Berlin: Alleinverkauf durch Beuth Verlag GmbH, Berlin, 2009.

[9] MAICO Diagnostic GmbH, Gebrauchsanweisung: Sehtestgerät Titmus V4 / V4 PC, 10587 Berlin.

[10] Wesemann, W., Die Grenzen der Sehschärfe, Teil 4: Wie misst man die Sehschärfe richtig?, 50968 Köln: Höhere Fachschule für Augenoptik Köln, 2002.

[11] Wesemann, Schiefer, Bach, Neue DIN-Normen zur Sehschärfebestimmung. Ophthalmologe 2010, 107:821–826, Springer Verlag, Berlin, 2010.

[12] Südwestdeuscher Augenoptiker-Verband (SWAV), Die Richtlinien zum Führerscheinsehtest, Speyer, 2014.

[13] DOG Deutsche Ophthalmologische Gesellschaft, Empfehlungen der DOG zur Qualitätssicherung bei sinnesphysiologischen Untersuchungen und Geräten, 80336 München, 2014.

[14] Lachenmayr, Bernhard, Auge – Brille – Refraktion: Schober-Kurs: verstehen – lernen – anwenden. 4. Auflage, 70469 Stuttgart: Thieme, 2005.

[15] Grimm W., Rassow B., Wesemann W., Saur K., Hilz R., Correlation of optotypes with the Landolt ring – A fresh look at the comparability of optotypes. Optometry and Vision Science 71, 1994, 6-13., Wolters Kluwer, 1994.

[16] Baalbaki, Armir, Eine objektive Methode zur Schätzung der Mindestsehschärfe unter Anwendung der Infrarotnystagmographie. Dissertation, Fachbereich Humanmedizin., 35390 Gießen: Justus-Liebig-Universität Gießen, 2003.

[17] DOG Deutsche Ophthalmologische Gesellschaft und Berufsverbands der Augenärzte Deutschlands (BVA), Stellungnahme zur Änderung der Fahrerlaubnisverordnung (FeV) zum 1.7.2011, 2011.

[18] Hecht Contactlinsen GmbH, Contact Letter, Normgerechte Sehschärfenbestimmung DIN EN ISO 8596, 79280 Au bei Freiburg, 2006.

[19] DOG Deutsche Ophthalmologische Gesellschaft und Berufsverbands der Augenärzte Deutschlands (BVA), Fahreignungsbegutachtung für den Straßenverkehr. Anleitung für die augenärztliche Untersuchung und Beurteilung der Eignung zum Führen von Kraftfahrzeugen. 6. Auflage, 2013.

[20] Heins, Janett, Bestimmung der physiologisch möglichen Sehschärfe bei augengesunden Kindern im Alter von sechs bis

sieben Jahren. Dissertation, 20246 Hamburg: Fachbereich Medizin der Universität Hamburg, 2007.

[21] Teichler, Gunnar, Untersuchungen zum Vergleich der Sehzeichen Landolt-Ring, E-Haken und Sloan-Buchstaben (ETDRS-Letters) sowie zur Reproduzierbarkeit der Visusbestimmung. Dissertation, 35390 Gießen: Fachbereichs Medizin der Justus-Liebig-Universität Gießen, 2009.

[22] Lachenmayr, Bernhard, Aktuelles aus der Verkehrsophthalmologie. Z. prakt. Augenheilkd. 29: 50–54, 69123 Heidelberg: Dr. R. Kaden Verlag GmbH & Co. KG, 2008.

[23] G. Rodenstock Instrumente GmbH, Testscheibe 114 zur Seh-schärfebestimmung mit Landoltringen, 85521 Ottobrunn.

[24] Topcon Deutschland GmbH, Bedienungsanleitung Sehprüfgerät SS-3 mit Sehzeichen nach DIN 58220 Teil 6, Lübeck.

[25] Topcon Deutschland GmbH, Benutzerhandbuch, deutsch, Screenos-kop SS-3, 47877 Willich, 1998.

[26] bon Optic Vertriebsgesellschaft mbH, Gebrauchsanweisung Seh-testgerät bon FT-2, 23556 Lübeck.

[27] DOMS Eye-Technology, Bedienungsanleitung Sehtestgerät DOMS Mobile (B62-0601), 07318 Saalfeld.

[28] Vistec AG Vision Technologies, Vorbereitung auf den Sehtest / Preparation for the Vision Test, 82140 Olching.

[29] G. Rodenstock Instrumente GmbH, Gebrauchsanweisung Seh-testgeräte R20 R21 R22, 85505 Ottobrunn.

[30] G. Rodenstock Instrumente GmbH, Gebrauchsanweisung Seh-testgeräte R10 R11 R12, 85505 Ottobrunn.

Internet-Quellen

[31] http://www.beuth.de/de/norm/din-58220-6/189487649?Search ID=531998028 abgerufen am 21.11.2014

[32] http://www.nafuo.din.de/cmd?level=tpl-proj-detailansicht&commit teeid=54738899&languageid=de&bcrumblevel=3&proj id=216589578 abgerufen am 21.11.2014

Anhang 2 Arbeitsanweisung für Sehtester

1. Fahrerlaubnisbewerber der Klassen A, A1, B, BE, M, S, L oder T sind nach § 12 FeV verpflichtet, sich einem Sehtest zu unterziehen. Der Sehtest wird von einer amtlich anerkannten Sehteststelle durchgeführt. Sehtester haben daher ihre Aufgaben objektiv, neutral und unbestechlich durchzuführen.

2. Sehtester unterstehen der fachlichen Aufsicht des von der Sehteststelle benannten Arztes. Der Sehtester hat dem Aufsichtsführenden die Aufsicht jederzeit auf dessen Verlangen zu ermöglichen.

3. Der Sehtester hat sich sorgfältig von der Identität des Probanden an Hand des vor der Abnahme des Sehtests vorzulegenden Lichtbildausweises (bei Jugendlichen unter 16 Jahren genügt Geburtsurkunde oder Familienstammbuch) zu überzeugen. Der Sehtest darf ohne Vorlage der erforderlichen Personaldokumente nicht durchgeführt werden.

4. Der Sehtest ist nicht vorzunehmen, wenn bei dem Probanden Erkrankungen oder Deformationen der Augen erkennbar sind. In diesem Fall ist dem Probanden zu empfehlen, einen Augenarzt aufzusuchen. Der Sehtest ist ebenfalls nicht vorzunehmen, wenn der Proband darauf besteht, den Test mit Hilfe einer Brille mit stark getönten Gläsern (mehr als 15 %Tönung) zu absolvieren.

5. Der Sehtest soll nicht in Anwesenheit dritter Personen vorgenommen werden, um Befangenheit oder Störung des Probanden zu vermeiden und die Geheimhaltung der Testergebnisse zu gewährleisten. Der Leiter der Sehteststelle oder/und berechtigte übrige Aufsichtspersonen haben Zutritt zu den Sehtests.

6. Brillen- und Kontaktlinsenträger werden mit Brille bzw. Kontaktlinsen getestet, soweit es sich um Korrekturen für die Ferne handelt. Andere Sehhilfen können das Testergebnis ungünstig beeinflussen.

7. Der Sehtester soll seine Anweisungen klar und gut verständlich geben. Bei Personen, die die deutsche Sprache nicht einwandfrei beherrschen, muss sich der Sehtester sorgfältig vergewissern, dass seine Anweisungen verstanden worden sind. Der Sehtester soll während des Tests den Probanden daraufhin beobachten, ob seinen Anweisungen richtig entsprochen wird. Der Sehtester darf weder durch Zeichen noch durch mündliche Äußerungen zu erkennen geben, ob der Proband eine Zahl oder ein Zeichen richtig oder falsch gelesen hat. Bei besonders erregten oder durch die Anfahrt oder die Berufstätigkeit erschöpften Probanden soll ggf. der Sehtest abgebrochen oder wiederholt werden, wenn sich die Probanden an die Testsituation gewöhnt haben.

8. Die Sehtestbescheinigung ist eine Urkunde und demgemäß nach den zivil- und strafrechtlichen Bestimmungen zu behandeln. Die Sehtestbescheinigung muss deutlich lesbar sein. Auf den Sehtestbescheinigungen zu vermerkende Auffälligkeiten sind eindeutig zu formulieren. Eintragungen in die Sehtestbescheinigungen soll der Sehtester nicht während des Sehtests vornehmen. In der Sehtestbescheinigung ist anzugeben, ob der Sehtest bestanden und ob er mit Sehhilfen durchgeführt worden ist. Als Vordruck sind nur die von der Sehteststelle ausgegebenen Formblätter zu verwenden.

9. Der Sehtest ist bestanden, wenn die zentrale Tagessehschärfe mit oder ohne Sehhilfe mindestens 0,7/0,7 beträgt. Ergibt der Sehtest eine geringere Sehleistung, ist der Sehtest nicht bestanden. Der Sehtester hat dem Probanden zu erläutern, dass er den Sehtest mit Sehhilfen oder mit verbesserten Sehhilfen wiederholen darf. Besteht der Bewerber den Sehtest endgültig nicht oder bestehen aus anderen Gründen Zweifel an seinem Sehvermögen, so ist eine augenärztliche Untersuchung erforderlich.

10. Über die durchgeführten Sehtests haben die Sehtester Aufzeichnungen zu führen. Die Aufzeichnungen haben sich nur auf die Anzahl der Tests und das jeweilige erzielte Ergebnis (Fahrerlaubnisklasse, bestanden/nicht bestanden) zu erstrecken. Die Aufzeichnungen

müssen jederzeit auf dem Laufenden sein. Probanden, die den Sehtest wegen vorab nicht bestandener Sehleistung wiederholen, sind statistisch als neuer Fall zu buchen. Probanden, die den Sehtest abgebrochen haben und wiederholen, sind statistisch wie ein Testfall zu behandeln.

11. Über die Ergebnisse der Sehtests haben die Sehtester absolutes Stillschweigen zu wahren. Das gilt nicht gegenüber dem Leiter der Sehteststelle und berechtigten Aufsichtspersonen.

12. Der Sehtester hat die Bedienungsanleitung bezüglich des Sehtestgerätes des Herstellerwerkes genau zu beachten. Die Bedienungsanleitung ist Bestandteil dieser Arbeitsanweisung und ist stets beim Gerät aufzubewahren.

13. Der Sehtester hat das gesamte Gerät pfleglich zu behandeln und auftretende Mängel sofort dem Leiter der Sehteststelle zu melden. Der Sehtester hat sich jeweils vor Inbetriebnahme des Gerätes über dessen volle Funktionsfähigkeit zu überzeugen und eine Kontrolle der Lampen auf Leuchtdichteunterschiede durch Vergleich vorzunehmen. Bei Nachlassen der Leuchtkraft einer Lampe ist diese auszuwechseln. Der Sehtester hat dafür zu sorgen, dass eine Ersatzlampe stets funktionsbereit vorhanden ist.

Anhang 3   Weitere Geräte, welche die Sehschärfe gemäß DIN 58220-6 prüfen (nach DOG)[13]

• Binotest/Binoptometer II
• Sehtestgerät Binoptometer 4P
• Sehtestgerät Optovist
• Sehtestgeräte Rodatest 300 und 302
• Sehprüfgerät Titmus 2a, Titmus 2s
• Visiotest - Physiologique
• Visiolite Master

Anhang 4   Bildrechte

Rodenstock-Sehtestgeräte: Rodenstock Instruments, 91058 Erlangen
Sehtestgerät DOMS Mobile: HS DOMS GmbH, 07318 Saalfeld
Sehtestgerät Topas: Block Optik, 44141 Dortmund
Sehtestgerät FT-2: Optic Vertriebsges. mbH, 23556 Lübeck
Sehtestgerät SS-3: Topcon Deutschland Medical GmbH, 47877 Willich

www.ingramcontent.com/pod-product-compliance
Lightning Source LLC
Chambersburg PA
CBHW060642210326
41520CB00010B/1711